Neste livro você vai aprender:

Como se tornar um amante muito mais eficiente,
por melhor que você já seja

Como acender e inflamar o fogo da paixão
e manter viva a sua chama através dos tempos

Os segredos taoístas do toque
o poder de excitação dos pontos

Exercícios para aumentar a potência sexual, a sua duração e a produção de fluidos
e mais firmeza e capacidade de prolongar o prazer

O que procurar num parceiro
e como vencer os desafios impostos pelos astros

Como ler os sinais de excitação
e saber quando é o momento certo

Segredos da Magia Sexual
para proteger-se de vampiros e parasitas sexuais

Mantak Chia
Kris Deva North

OS SEGREDOS SEXUAIS DO SHIATSU

Jogos Taoístas para a Vida Amorosa

Tradução
CARMEN FISCHER

Editora
Cultrix
SÃO PAULO

Título original: *A Touch of Sex.*

Copyright © 2008 North Star Trust.

Publicado pela primeira vez nos EUA por Destiny Books, uma divisão da Inner Traditions, Rochester, Vermont. Publicado mediante acordo com a Inner Traditions.

Todos os direitos reservados. Nenhuma parte deste livro pode ser reproduzida ou usada de qualquer forma ou por qualquer meio, eletrônico ou mecânico, inclusive fotocópias, gravações ou sistema de armazenamento em banco de dados, sem permissão por escrito, exceto nos casos de trechos curtos citados em resenhas críticas ou artigos de revistas.

A Editora Pensamento-Cultrix Ltda. não se responsabiliza por eventuais mudanças ocorridas nos endereços convencionais ou eletrônicos citados neste livro.

Fotografias – Michael Cullingworth, Ian Jackson, Red James, Kris Deva North, Sutharshini.
Sue Hix – Uso dos diagramas de meridianos.
Alunos da Zen School.

Dados Internacionais de Catalogação na Publicação (CIP)
(Câmara Brasileira do Livro, SP, Brasil)

Chia, Mantak
    Os segredos sexuais do shiatsu : jogos taoístas para a vida amorosa / Mantak Chia, Kris Deva North ; tradução Carmen Fischer. -- São Paulo : Cultrix, 2008.

    Título original: A touch of sex
    Bibliografia
    ISBN 978-85-316-1016-5

    1. Acupressura 2. Orientação sexual - Aspectos religiosos - Taoísmo 3. Sexo - Aspectos religiosos - Taoísmo 4. Shiatsu I. North, Kris Deva. II. Título.

08-05359   CDD-613.96

Índices para catálogo sistemático:
1. Técnicas sexuais : Manuais   613.96

O primeiro número à esquerda indica a edição, ou reedição, desta obra. A primeira dezena à direita indica o ano em que esta edição, ou reedição, foi publicada.

Edição	Ano
1-2-3-4-5-6-7-8-9-10-11	08-09-10-11-12-13-14-15

Direitos de tradução para a língua portuguesa
adquiridos com exclusividade pela
EDITORA PENSAMENTO-CULTRIX LTDA.
Rua Dr. Mário Vicente, 368 — 04270-000 — São Paulo, SP
Fone: 2066-9000 — Fax: 2066-9008
E-mail: pensamento@cultrix.com.br
http://www.pensamento-cultrix.com.br
que se reserva a propriedade literária desta tradução.

SUMÁRIO

Sobre os Autores 7

Agradecimentos 13

1   AMOR, SEXO E CARÍCIA 15

2   A PAISAGEM DO AMOR 19

Preparativos para o amor 24

O ambiente apropriado para o amor 25

3   SHIATSU DO AMOR PARA O CORPO TODO 27

A sedução vem antes do ato sexual 31

Os números do shiatsu do amor 32

Colocar as mãos sobre o corpo e começar 34

Primeiro: Para baixo 34

Segundo: Para cima 50

Terceiro: Para cima e para baixo 59

Quarto: Subindo pelo outro lado do corpo 71

Quinto: Até o céu 72

4   RIOS DE AMOR, RESERVATÓRIOS DE DESEJO 79

Janelas para os estados de espírito 80

Os Cinco Elementos 82

Os Elementos e os Meridianos Yin e Yang 82

Fogo 84

Terra 92

Metal 97

Água 101

Madeira 108

Os Meridianos Vaso Governador e Vaso Concepção 115

5   AUTO-SHIATSU: CUIDADOS E MANUTENÇÃO 123

Pontos de prazer e meridianos do amor 124

Segredos femininos: Exercícios para as mulheres.......... 126

Segredos masculinos: Exercícios para os homens.......... 135

Hora de brincar: Exercícios para ambos os sexos 138

6   COMPATIBILIDADE: OS CASAMENTOS

ESCRITOS NAS ESTRELAS 141

Compatibilidade astrológica: Parceiros ou rivais? 144

A contagem de pontos 149

Relações entre os elementos 152

Quão sexualmente atraente é o seu parceiro?................ 159

Sinais de excitação 162

7   A MAGIA SEXUAL E OS VAMPIROS

ENERGÉTICOS 167

A magia sexual e os vampiros energéticos.................... 168

Vampiros 170

BIBLIOGRAFIA... 174

ANEXO 176

SOBRE OS AUTORES

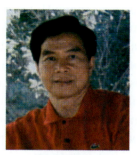

MANTAK CHIA

Mestre Mantak Chia é o criador do Universal Tao System, Healing Tao, Tao Yoga, e diretor do Universal Tao Master School do Tao Garden Health Spa & Resort, na bela região rural do norte da Tailândia. Desde a infância ele vem estudando a abordagem taoísta da vida. Seu domínio desse antigo conhecimento, ampliado pelo estudo de outras disciplinas, resultou no desenvolvimento do Universal Tao System, que hoje é ensinado no mundo todo.

Mantak Chia nasceu na Tailândia, de pais chineses, em 1944. Aos seis anos de idade, monges budistas lhe ensinaram a "sentar-se e aquietar a mente". Ainda na escola primária, aprendeu o tradicional boxe tailandês. Depois, iniciou-se no Tai Chi Chuan com o mestre Lu, que logo o apresentou ao Aikidô, ao Yoga e níveis mais amplos do Tai Chi.

Anos mais tarde, quando estudava em Hong Kong e se destacava em competições de atletismo, um colega mais velho, chamado Cheng Sue-Sue, apresentou-o ao seu primeiro professor esotérico e mestre taoísta, o Mestre Yi Eng (I Yun). A essa altura, mestre Chia começou seriamente os seus estudos sobre o estilo de vida taoísta. Foi então que aprendeu a fazer a energia circular através da Órbita Microcósmica e, com a prática da Fusão dos Cinco Elementos, a abrir os outros Seis Canais Especiais. Tempos depois, enquanto aprofundava seus estudos em Alquimia Interior, ele aprendeu sobre a Iluminação de Kan e Li, o Fechamento dos Órgãos dos Cinco Sentidos, o Encontro do Céu e da Terra e a Reunião do Céu com o Homem. Foi o mestre Yi Eng que autorizou o mestre Chia a ensinar e praticar a cura.

Ao entrar na casa dos vinte anos de idade, Mantak Chia estudou em Cingapura com o mestre Meugi, que lhe ensinou sobre a Kundalini, o Yoga taoísta e a Palma de Buda. Logo ele seria capaz de desfazer bloqueios ao fluxo de energia dentro do seu próprio corpo. Aprendeu também a transmitir a energia da força vital com as mãos, de modo a poder curar os pacientes do mestre Meugi. E então, na Tailândia, aprendeu Chi Nei Tsang com o Dr. Mui Yimwattana.

Algum tempo mais tarde, estudou com o mestre Cheng Yao-Lun, que lhe ensinou o Método Shao-Lin da Força Interior, um sistema que combinava boxe tailandês e Kung Fu. Com o mestre Yao-Lun, ele aprendeu o segredo cuidadosamente guardado dos exercícios com os órgãos do corpo, as glândulas e a medula óssea, conhecidos como Nei Kung da Medula Óssea, e os exercícios conhecidos como Fortalecimentos e Renovação dos Tendões. Nessa época, o mestre Mantak Chia também estudou com o mestre Pan Yu, cujo sistema combinava ensinamentos taoístas, budistas e zen. O mestre Pan Yu ensinou-lhe ainda sobre as trocas das forças yin e yang entre homens e mulheres, e como desenvolver o Corpo de Aço.

Para entender melhor os mecanismos existentes por trás da energia de cura, o mestre Chia estudou por dois anos a anatomia e a ciência médica ocidentais. Enquanto se dedicava a esses estudos, ele administrava a Gestetner Company, empresa fabricante de material de escritório, onde se familiarizou bem com a tecnologia de impressão em *offset* e com máquinas copiadoras.

Usando os seus conhecimentos do taoísmo, combinados com outras disciplinas, o mestre Chia começou a ensinar o Sistema do Tao Universal. Treinou instrutores para transmitir esses conhecimentos e fundou o Natural Healing Center, na Tailândia. Cinco anos mais tarde, decidiu mudar-se para Nova York, onde, em 1979, abriu o Universal Tao Center. Durante os anos que viveu nos Estados Unidos, o mestre Chia continuou a estudar o sistema Wu do Tai Chi com Edward Yee, em Nova York.

Desde então, o mestre Chia tem ensinado milhares de alunos em todo o mundo, tendo conferido certificado de treinamento a mais de 2.000 instrutores e praticantes. Centros do Tao Vivo (*Living Tao Centers*), Institutos Chi Nei Tsang (*Chi Nei Tsang Institutes*), Fóruns da Cura Cósmica (*Cosmic Healing Forums*) e Santuários da Montanha do Tao Imortal (*Immortal Tao Mountain Sanctuaries*) foram abertos em muitas localidades da América do Norte e do Sul, Europa, Ásia, África e Austrália. Em 1994, o mestre Chia retornou à Tailândia, onde iniciou a construção do Tao Garden, um Centro de Treinamento do Tao Universal, em Chiang Mai.

O mestre Mantak Chia é um homem sensível, cordial e solícito, que se vê a si mesmo basicamente como um professor. Ele apresenta o Sistema do Tao Universal de um modo prático e direto, ao mesmo tempo que continua a ampliar os seus conhecimentos e métodos de ensino. Ele costuma usar um processador de texto para escrever e mantém-se atualizado com as mais recentes inovações na tecnologia de computadores.

Mestre Chia calcula que serão necessários 35 livros para transmitir todo o Sistema do Tao Universal. Em junho de 1990, durante um jantar em San Francisco, foi indicado Mestre Qi Gong do Ano no Congresso Internacional de Medicina Chinesa e de Qi Gong (Chi Kung), sendo o primeiro a receber esse prêmio.

Em dezembro de 2000, o Tao Garden Health Resort e o Universal Tao Training Center foram concluídos, dispondo de dois Salões de Meditação, dois Pavilhões de Chi Kung ao ar livre, um Salão Interno de Tai Chi, Tao Tao Yin e Chi Nei Tsang, uma Piscina Natural para Tai Chi, o Centro Pakua de Comunicações, com uma biblioteca taoísta completa, uma Sala para Levantamento de Peso e oito Instalações Completas de Lazer.

Em fevereiro de 2002, as práticas do Tao Imortal foram realizadas, pela primeira vez, no Tao Garden usando a tecnologia de

Quarto Escuro no sentido de criar um ambiente propício à prática elevada do taoísmo com duração de uma semana.

O mestre Mantak Chia já escreveu e publicou os seguintes livros sobre o Tao Universal:

Awaken Healing Energy of the Tao – 1983

Taoist Secrets of Love – 1984

Taoist Ways to Transform Stress into Vitality – 1985 [*Métodos Taoístas para Transformar Stress em Vitalidade*, Editora Cultrix, 2000.]

Chi Self-Massage: The Tao of Rejuvenation – 1986 [*Automassagem Chi*, Editora Cultrix, 2000.]

Iron Shirt Chi Kung – 1986 [*Chi Kung da Camisa de Ferro*, Editora Cultrix, 2005.]

Healing Love through the Tao – 1986

Bone Marrow Nei Kung – 1989

Fusion of the Five Elements I – 1990

Chi Nei Tsang: Internal Organ Chi Massage – 1990 [*Chi Nei Tsang - Massagem dos Órgãos Internos com a Energia Chi*, Editora Cultrix, 2003.]

Awaken Healing Light of the Tao – 1993

The Inner Structure of Tai Chi, em co-autoria com Juan Li – 1996 [*A Estrutura Interior do Tai Chi*, Editora Pensamento, São Paulo, 2001.]

Multi-Orgasmic Man, em co-autoria com Douglas Abrams – 1996

Tao Yin (Energy Balance Through the Tao) – 1999 [*Tao Yin - Exercícios para Revitalização, Saúde e Longevidade*, Editora Cultrix, 2003.]

Chi Nei Tsang II – 2000 [*Chi Nei Tsang II - Massagem dos órgãos internos com a Energia Chi Expulsão dos Ventos*, Editora Cultrix, 2003.]

Multi-Orgasmic Couple, em co-autoria com Douglas Abrams – 2000

Cosmic Healing I (Taoist Astral Healing) – 2001 [*Cura Cósmica I - Chi Kung Cósmico*, Editora Cultrix, 2003.]

Cosmic Healing II, em co-autoria com Dirk Oellibrandt – 2001

Door to All Wonders, em co-autoria com Tao Haung – 2001 [*Porta para Todas as Maravilhas - Uma aplicação do Tao Te King*, Editora Cultrix, 2005.]

Sexual Reflexology, em co-autoria com W. U. Wei – 2002 [*Reflexologia Sexual*, Editora Cultrix, 2004.]

Elixir Chi Kung (Golden Elixir Chi Kung) – 2002

Tan Tien Chi Kung – 2002

Cosmic Fusion – 2002

Karsai Nei Tsang – 2003

Multi-Orgasmic Woman – 2005

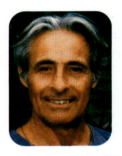

KRIS DEVA NORTH

Kris Deva North é mestre da Zen School e pratica meditação com finalidades de cura desde 1972 e há mais de vinte anos está envolvido com as práticas taoístas. Ele participou da fundação da Zen School of Shiatsu e do Tao Center em Londres.

Representante do mestre taoísta Mantak Chia no Reino Unido, Kris integra as tradições xamanista, tântrica e taoísta às técnicas modernas, como a Mind Dynamics dos anos setenta e os conhecimentos da programação neurolingüística do novo milênio; suas experiências de convívio com os devotos de Kali no Nepal e de viajar com um monge budista tailandês; de experiências de *satsang* (retiro espiritual) com os *Saddhus* do Himalaia; com xamãs da África, da América do Norte e do Havaí; com aborígines altamente desenvolvidos da Austrália até a prática de *darshan* com o Dalai Lama; de participação nos últimos ritos em Varanasi e de *pujas* (preces cantadas) com os brâmanes de Pushkar.

Na televisão, ele participou da série *Bliss* de Emma Freud sobre Sexo e Religião; do programa de Nick Hancock sobre Sexo e Interrupção – História da Contracepção; do Carlton TV City Survival Guide; e do Extreme Celebrity Detox do Canal 4.

Kris Deva North publicou artigos sobre temas como: O Zen como Disciplina Filosófica; Princípios Taoístas, Prática Taoísta, Vida Taoísta; Uma visão geral do Chi Nei Tsang; Shiatsu – Medicina Tradicional para o século XXI; Vaso de Luz – tradição de cura Huna do Havaí; e a importante entrevista com Mantak Chia, Um Mestre Taoísta Moderno. Este é seu primeiro livro.

www.healing-tao.co.uk
www.learn-shiatsu.co.uk

AGRADECIMENTOS

Agradecimentos especiais para a "Thai Production Team" pelo projeto de computação gráfica; a Saniem Chaisarn, pela Biografia do Mestre Mantak Chia; e a Monsuda Suyasaroj, do Universal Tao Center.

Também queremos agradecer aos professores e alunos da Zen School of Shiatsu de Londres, que pesquisaram conscienciosamente as modernas aplicações dos antigos segredos e dedicaram seu tempo e talentos à criação das idéias e ilustrações.

A Michael Cullingworth por suas fotos inspiradas e a Ursula Gavin por sua assistência e apoio; a Sue Hix pela autorização do uso das ilustrações de seus excelentes Mapas Clássicos dos Meridianos; a Ian Jackson, por seu trabalho artístico na adaptação de desenhos e esboços; a Matt Lewis e outros anônimos por permitirem que seus corpos fossem fotografados; a Liz Peart por sua experiência e sugestões; a Sutharshini por sua arte e inspiração; e particularmente a Jaclyn Snyders por sua impecável pesquisa, arte e dedicação incansável. E a Cx, que ensinou mais sobre a carícia amorosa em algumas poucas horas do que aprendeu em toda a sua vida até então. Este livro é para ela.

E, finalmente, queremos expressar nosso amor e gratidão a Lee Dubens que, juntamente com Kris Deva North, fundou a Zen School, sem os quais nenhum desses empreendimentos poderia se tornar realidade.

Mantak Chia
Chiang Mai

Kris Deva North
Londres

CAPÍTULO UM

AMOR, SEXO E CARÍCIA

Neste capítulo você irá aprender:

- as diferenças entre homens e mulheres;
- como as diferenças harmonizadas melhoram a qualidade do amor.

AMOR, SEXO E CARÍCIA

SIM,
você pode melhorar em muito
a qualidade da sua vida amorosa!

Seja você homem, mulher, heterossexual, homossexual ou bissexual, você pode satisfazer tanto seu parceiro como a si mesmo.

O ato em si é natural. Você sabe o que deve fazer. São os momentos preliminares ao ato que o tornam mais ou menos prazeroso para o seu parceiro. A mulher teme a insensibilidade. O homem, a falta de desempenho. Ambos temem a rejeição.

Conhecer os segredos psicossexuais de certos pontos de pressão ajuda você a se tornar um melhor amante, por mais capaz que você já seja.

Você se excita mais rapidamente, o seu parceiro mais lentamente? É muito comum o homem atingir o clímax antes.

A mulher leva mais tempo para gozar, mas o prazer é mais prolongado.

Ele está exausto, ela quer mais.

Vocês podem prolongar os jogos preliminares para harmonizar os diferentes tempos de excitação.

Como para fazer uma comida chinesa, o segredo está na preparação.

Tanto no Oriente como no Ocidente, as práticas sexuais são estudadas há séculos.

As tradições chinesa e japonesa combinaram o estudo do sexo e da medicina: certos pontos de pressão e meridianos foram descobertos para estimular e manter o desejo sexual.

Talvez você tenha descoberto isso por conta própria, por acaso.

Aplicar o conhecimento desses pontos e meridianos prolonga a relação sexual e a torna mais prazerosa.

O clímax pode ser prolongado até além do êxtase.

CAPÍTULO DOIS

A PAISAGEM
DO AMOR

Neste capítulo você vai descobrir:

- como criar o ambiente apropriado para o amor;
- como tudo começou;
- o que significa lua-de-mel.

A PAISAGEM DO AMOR

O seu corpo é uma paisagem
feita de montanhas e vales,
clareiras na mata,
cavernas de deleite
pastagens de prazer,
agitadas por brisas de enlevo,
embaladas por rios de desejo,
inundadas por nuvens e chuvas de êxtase.

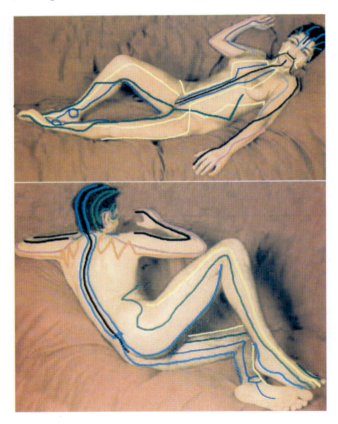

A natureza nos proveu
de olhos para ver esses prodígios,
ouvidos para ouvir os sons do amor,
narizes para sentir a fragrância da paixão,
línguas para saborear os frutos do desejo,
lábios para beijar e mãos para tocar.

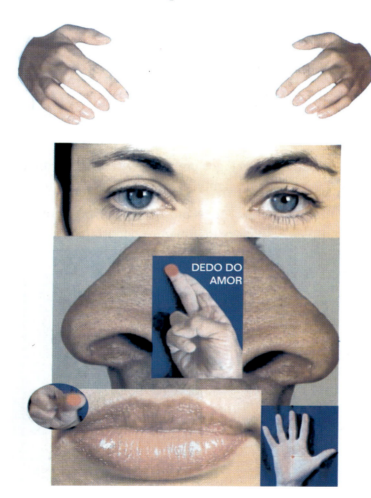

A água corrente não fica estagnada

Os segredos do shiatsu ajudam os amantes modernos a harmonizar os diferentes ciclos de excitação:

para prolongar e tornar mais prazerosas as relações sexuais,

para manter a intensidade do primeiro amor em todas as fases de uma relação duradoura,

para evitar o desperdício de energia

e manter a boa saúde sexual: a água corrente não fica estagnada.

Tudo começa com os jogos preliminares. Shiatsu é uma palavra japonesa que significa "pressão com os dedos".

Os pontos de pressão são os mesmos da acupuntura – mas o uso de agulhas pelos amantes poderia ser demasiado agressivo, mesmo que fossem apenas punções rápidas.

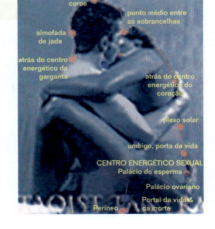

O Segredo da Vida

O shiatsu tem origem nas antigas práticas de cura. O sexo era considerado uma prática saudável, divertida e séria.

"Se você quiser conhecer o segredo da vida, terá que investigar onde ela começa e onde ela termina... o que acontece na intimidade da alcova."

A prática taoísta sempre teve a ver com sexo. Quatro mil anos atrás, a prateleira de livros mais alta era ocupada com histórias do Imperador Amarelo e sua Rainha Mãe do Ocidente.

Enquanto o Nei Jing, o Clássico da Medicina Interna, tornou-se a fonte da maior parte da literatura médica chinesa, A Arte da Alcova continua sendo amplamente citada em quase todas as publicações sobre sexo tanto no Oriente quanto no Ocidente.

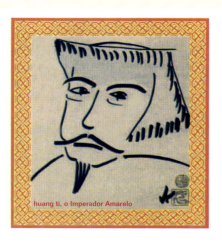

huang ti, o Imperador Amarelo

Preparativos para o amor
Começar com os jogos preliminares

Pratique o Shiatsu do Amor com seu parceiro.

Procure saber o que realmente o agrada e o que o desagrada, qual o nível de pressão a ser aplicado aqui e ali.
É fácil perceber: basta observar como a pessoa reage ao toque.

É importante determinar antecipadamente o nível de excitação: decidir até onde ambos estão dispostos a ir e combinar um sinal para parar se o nível de excitação ameaçar escapar ao controle.

Ter à mão o que será usado para satisfazer todos os sentidos antes de começar a sessão de Shiatsu do Amor.

Usar roupas leves e soltas, de tecido macio e de cores como vermelho, rosa e púrpura: o sarongue não atrapalha, pelo contrário, facilita os movimentos e o contato com os pontos eróticos.

Luz de velas e música suave são bem-vindas, mas não o telefone, que deve ficar desligado ou colocado no modo silencioso.

Perfumes de rosas, almíscar e *ylang ylang* ("Flor das Flores").

Petiscos afrodisíacos para estimular o sentido do paladar, como:
- Chocolate, morango e banana ou
- Pepino besuntado de mel, manga,
- Pêssego, ameixa e cereja.

Procurar usar o corpo um do outro como iguaria.

Para quem gosta de salada: aipo, cogumelo, pimentão vermelho, espinafre, tomate e agrião são ótimas opções.

E para beber?
Hidromel, uma bebida com baixo teor alcoólico à base de mel. Na Inglaterra anglo-saxônica, os recém-casados costumavam se recolher por todo um mês lunar num refúgio florido para viver só de amor e hidromel: daí a expressão *honag monath*, que significa "lua-de-mel".

O ambiente apropriado para o amor

Faça do seu refúgio um lugar belo, atrativo e aconchegante, um ninho para abrigar o prazer.

Usar o Feng shui é recomendável para criar o ambiente propício:

Prepare o espaço em volta do ninho de amor, a esteira sobre a qual irá cultivar seu jardim dos prazeres.

Se usar uma cama, que o colchão seja firme: colchão mole não serve nem para quem está em cima nem para quem está fora da cama.

Coloque o retrato da pessoa amada no canto sudoeste do quarto.

E uma planta verde no leste.

CAPÍTULO TRÊS

SHIATSU DO AMOR
PARA O CORPO TODO

Neste capítulo você vai aprender a perceber:

- quais são as regiões mais vulneráveis à excitação;
- os percursos para as mãos;
- as conexões ocultas.

SHIATSU DO AMOR PARA O CORPO TODO

Os primeiros amantes a se tocarem inventaram o que chamamos de Shiatsu do Amor.

Huang Ti (2697-2598 a.C.), o Imperador Amarelo, formulou a teoria que sustenta essa prática amorosa. O tratamento, segundo ele, deveria variar de acordo com a sua finalidade: estimular o desejo, o sexo ou promover a cura.

Naquela época, buscava-se a imortalidade como uma conseqüência lógica da saúde perfeita. Pelo que consta, o Imperador Amarelo tinha 1.200 mulheres entre esposas e concubinas com as quais fazia sexo. O mesmo diz-se da Rainha Mãe do Ocidente, só que com um número desconhecido de homens.

Ao Imperador e seu conselheiro sexual Su Nu é atribuída a criação do "Su Nu Ching", diálogo sexual com perguntas e respostas, das quais a seguinte é um exemplo: Huang Ti: "E o que significa o método de nove rápidas e rasas seguidas de uma prolongada e profunda?"

Su Nu: "Quer dizer dar nove investidas rasas e rápidas seguidas de uma profunda e prolongada, sempre respirando. Se forem rasas ou superficiais demais, elas podem não proporcionar o prazer supremo e, se profundas demais, podem machucar".

Os manuais taoístas de sexo que vieram depois deram continuidade à tradição de tratar ambos os sexos como iguais, mas à medida que as dinastias foram se sucedendo, o antagonismo foi se tornando regra.

Nos dias de hoje, nós prezamos as relações de igual para igual e, talvez, sejamos céticos no que diz respeito à imortalidade. Mas isso não quer dizer que não possamos desfrutar os segredos das investidas do Imperador Amarelo e do gozo da Rainha Mãe.

E os amantes sempre se acariciaram.

Tudo começa com o olhar, uma mirada profunda nos olhos um do outro.

Então a mente segue os olhos
e a mão segue a mente.

Preparação do parceiro

Começando com palmadinhas ou tapinhas leves por todo o corpo.

Não é preciso que você siga exatamente as linhas traçadas nas ilustrações – o objetivo delas é apenas dar uma idéia das direções seguidas pelos meridianos.

As palmadinhas despertam os nervos. Como você gostaria de ser desperto?

Dê palmadinhas muito suaves nas regiões mais delicadas, como da barriga e do rosto; porém, elas não devem de maneira alguma ser dadas nos seios e nos órgãos genitais.

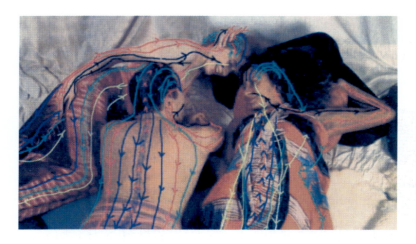

Procure saber se está agradando seu parceiro: será que ele gostaria que você tocasse percussão em alguma outra parte do corpo – como no sacro ou nas escápulas ou, quem sabe, preferisse sentir as pontas de seus dedos passeando pelo corpo?

Das palmadinhas, passe para as fricções, nem vigorosas nem suaves demais.

Os nervos estão despertos, prontos para entrar em ação.

Siga mais ou menos as rotas dos meridianos, para que eles saibam que você vai voltar. Por enquanto, continue evitando tocar os genitais.

Depois de dar palmadinhas e friccionar, é hora de provocar: com longas e extenuantes carícias ao longo dos meridianos, tocando de leve o sexo do parceiro e pressentindo nas mãos o que tem pela frente.

RELAXE E DESFRUTE O MOMENTO.

Segredos dos jogos preliminares
Tapinhas para excitar. A sedução vem antes do ato sexual
Começar com o corpo encoberto:
ele próprio se desincumbirá da roupa

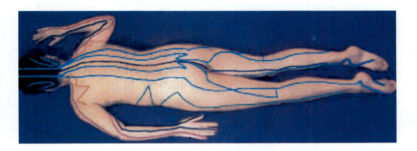

Os taoístas vêem o sexo como o servo, não como o senhor.

Segundo eles, se o objetivo do prazer não é gerar nova vida, pode-se reter a energia intensa no interior do corpo, todos os hormônios e nutrientes, para melhorar a qualidade da própria vida.

Dos jogos preliminares ao clímax, o taoísta controla e colhe a abundância da capacidade reprodutiva que seria desperdiçada no intercurso: a energia yang tem a capacidade de repovoar todo um continente numa simples ejaculação enquanto, com seus óvulos, a energia yin pode gerar centenas de vidas.

Eles ensinavam aos Imperadores, suas esposas e concubinas a reciclar essa poderosa força vital para a harmonização de seus ciclos de prazer por meio de um processo conhecido como Alquimia Interior.

Os números do Shiatsu do Amor

EM PRIMEIRO LUGAR: Para começar bem, faça movimentos lentos ao descer pelo corpo.

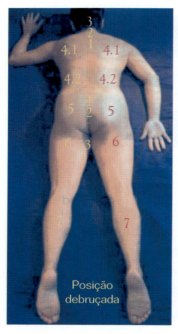

Posição debruçada

Eis aqui alguns números para guiar você através da paisagem erótica.

Nas páginas seguintes, você vai saber em que pontos colocar as mãos, dedos e polegares de maneira a acender suas chamas.

A seqüência e seus pontos de contato vão ajudar você a encontrar o caminho certo – não há necessidade de se prender demasiadamente a técnicas!

Use sua criatividade e desfrute seus prazeres.

SEGUNDO LUGAR: Suba pelo lado.

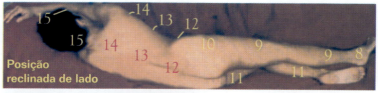

Posição reclinada de lado

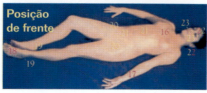

Posição de frente

TERCEIRO LUGAR: Suba e desça pela parte frontal do corpo.

QUARTO LUGAR: Depois de tratar da parte frontal, volte sua atenção e cuidados amorosos para o outro lado do corpo.

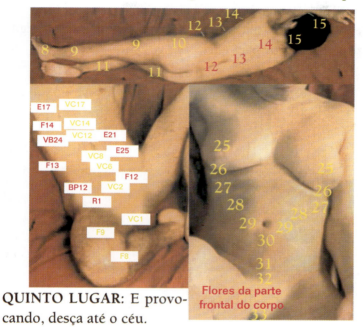

QUINTO LUGAR: E provocando, desça até o céu.

Flores da parte frontal do corpo

Você nem precisa saber o nome e a localização de cada ponto. Simplesmente seguindo o percurso das mãos conforme ilustrado nas páginas seguintes, você vai tocar todos os pontos excitáveis e proporcionar ao seu parceiro uma incrível experiência de prazer sensual.

Lembre-se de que, se estiver seguindo a sua sensibilidade, fazendo com cuidado e amor, estará fazendo a coisa certa. No entanto, é bom perguntar ao seu parceiro como ele está sentindo.

Colocar as mãos sobre o corpo e começar

PRIMEIRO: Para baixo
antes de colocar as mãos sobre o corpo do parceiro, esfregue as mãos com vigor para energizá-las.

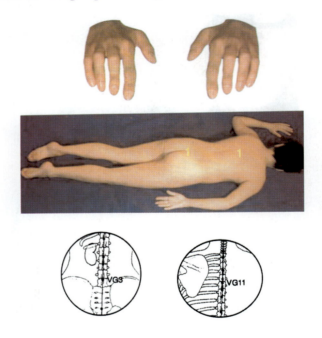

O VG3 é um ponto muito potente para provocar a excitação em ambos os sexos: ele está localizado logo acima do sacro, bem atrás do centro de energia sexual. Para as mulheres, ajuda a regular o ciclo menstrual; e para os homens, a superar a impotência.

VG11 é o centro do Fogo do Amor, situado atrás do coração, entre as escápulas.

Com as mãos aquecidas, unindo o Amor do Coração com o Desejo Sexual, você harmoniza os elementos Fogo e Água, Yin e Yang.

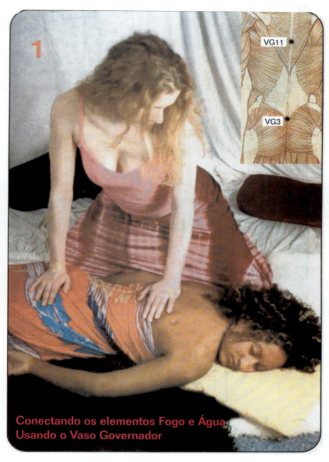

Conectando os elementos Fogo e Água Usando o Vaso Governador

Segredo do Shiatsu: Coloque as mãos e deixe-as descansar sobre o corpo do seu parceiro. Sinta o seu calor. Feche os olhos. Imagine ambas as mãos em meio a uma onda de calor envolvendo-as e ligando-as.

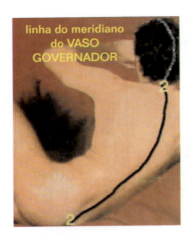

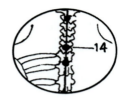

O ponto VG14 envia um jato quente de fluidos espinhais para o cérebro, gerando excitação e aquecendo o pescoço.

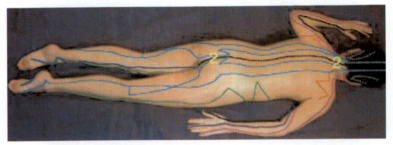

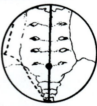

VG2 – é o ponto de excitação do Vale dos Desejos

Curvando-se por amor: o prazer de dar prazer.

Provocar e seduzir. Passear com as mãos, provocar arrepios através dos meridianos, espalhar o desejo, liberar hormônios e feromônios.

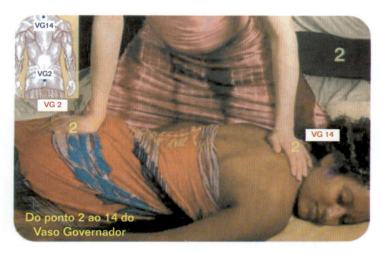

Do ponto 2 ao 14 do Vaso Governador

Segredo do Shiatsu: Imagine a onda de calor se espalhando a ponto de você sentir que está tocando seu parceiro num único lugar. Quando você sente isso, seu parceiro também sente como se você estivesse tocando-o num único lugar, por mais afastadas que estejam suas mãos.

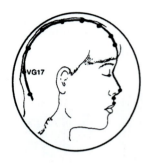

O VG17, ALMOFADA DE JADE (protuberância na parte posterior da cabeça), é o ponto pelo qual o impulso da paixão passa para o cérebro, levando amor e rejuvenescendo ao atravessar o oceano do cérebro para abrir a visão interna.

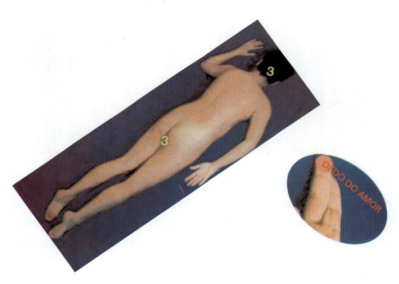

O ponto VG1, POTÊNCIA DURADOURA, são ondas elétricas de prazer que atravessam o osso do sacro, a conexão sagrada com os nervos do amor.

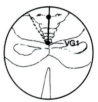

Deslizando através do rio do amor para esferas superiores e inferiores, ligando a Porta do Céu à Porta da Terra.

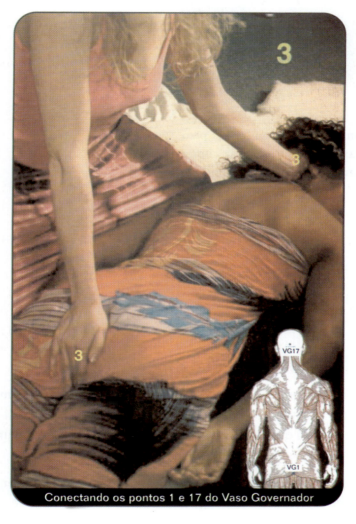

Conectando os pontos 1 e 17 do Vaso Governador

Segredo do Shiatsu: Mova uma mão de cada vez ao colocar as palmas sobre o corpo do parceiro.

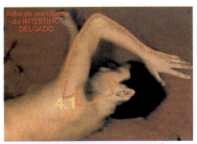 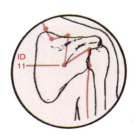

A massagem do ponto ID11 para relaxar os ombros se faz com a palma da mão ou dedo apontado.

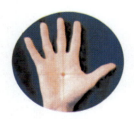 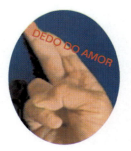

"Ensinamentos Secretos sobre a Almofada de Jade" é um texto taoísta sobre como harmonizar as energias masculinas (yang) e as femininas (yin) para a nutrição mútua: yin absorvendo yang e yang absorvendo yin.

Essa prática pode ser cultivada para proporcionar prazer, promover a saúde e a longevidade, para a cura, a auto-realização e, por último, para proporcionar a experiência da existência além do ciclo da vida e da morte.

Ouça atentamente a respiração e siga o seu ritmo; as mãos e o coração se unem na dança do desejo.

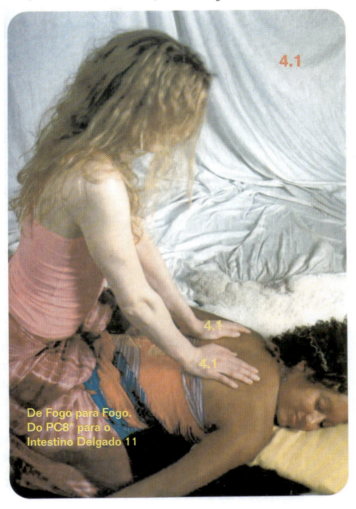

Segredo do Shiatsu: Toda vez que você mover a mão, imagine a onda de calor entre as suas mãos e os lugares que elas tocam no corpo do parceiro.

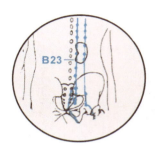 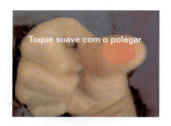

O B23 (do Meridiano da Bexiga) é ponto de ligação com o Meridiano dos RINS.

Vitalidade sexual para ambos os sexos.

Aumenta a potência masculina.

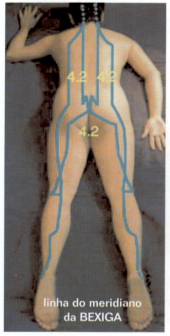

linha do meridiano da BEXIGA

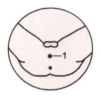

O VC1, Portal da Vida e da Morte, recebeu esse nome por se considerar que a retenção da energia sexual prolonga a vida.

A manipulação sutil do VC1 ajuda na excitação de ambos os sexos e é especialmente útil para prolongar o orgasmo masculino.

Como tratamento clínico, ajuda a prevenir e aliviar os problemas da próstata.

Abra as pernas do parceiro com os seus joelhos, colocando um polegar de cada lado da coluna. A energia da excitação começa a despertar e fluir.

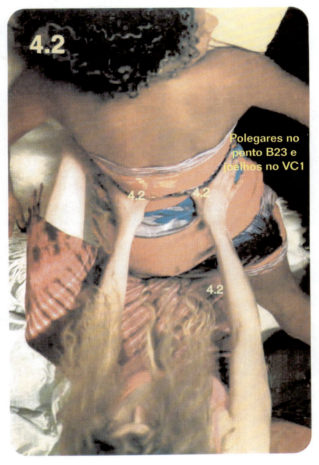

Segredo do Shiatsu: Mantenha a visão da onda de calor toda vez que mover as mãos. O seu parceiro vai sentir como se todo o seu corpo estivesse sendo envolvido em amor e calor. Vocês estão se preparando para a experiência da Paixão.

VB30, CÍRCULO MÓVEL, é o ponto de partida de uma boa massagem em movimentos espiralados em volta das nádegas.

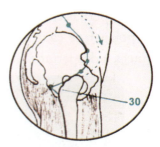

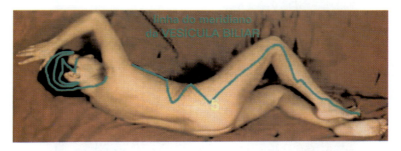

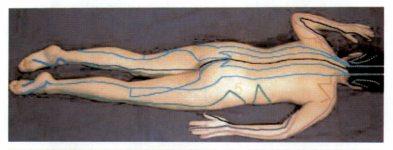

A Dinastia Chou (770 a 222 a.C.) seguia a doutrina taoísta, embora o taoísmo ainda não fosse uma religião formal.

Considerava-se que as mulheres fossem dotadas de uma fonte inexaurível de energia yin. O homem que ejaculasse ou esgotasse a sua energia yang sem absorver uma quantidade suficiente de energia yin poderia ter problemas de saúde e até morrer.

Ajoelhe-se entre as pernas do parceiro, leve as mãos às suas nádegas, provocando ondas de desejo ao longo das laterais do corpo. Esfregue as nádegas, juntando-as, para estimular a excitação.

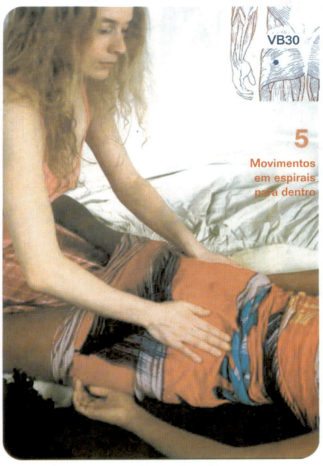

Outros segredos esperam por ser descobertos nos pontos de ligação. Sintonize-se com a resposta do parceiro a cada toque. Não tenha medo de perguntar: "Como você está sentindo?" "Está gostando?" "Quer mais?"

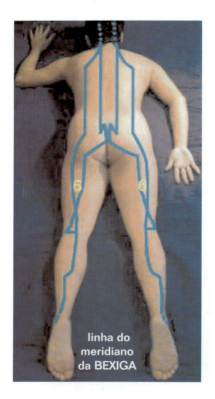

linha do meridiano da BEXIGA

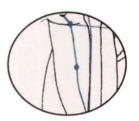

O B37 aquece toda a perna e envia sinais de excitação em ambas as direções.

A Dinastia Ch'in (221 a.C. a 24 d.C.) passou da doutrina taoísta para uma bem diferente, de Confúcio, que considerava as mulheres inferiores.

O sexo era considerado apenas como meio de procriação; outras finalidades eram consideradas pecaminosas.

Entretanto, o taoísmo religioso e mágico coexistiu pacificamente com o confucionismo moral até o ressurgimento do taoísmo na Posterior Dinastia Han (25 a 220 d.C.), quando houve uma retomada das práticas sexuais e o ressurgimento de textos atribuídos ao Imperador Amarelo.

Para iniciar o processo de excitação, fique de joelhos entre as pernas do parceiro. Retire as mãos da zona erógena, mas mantenha-as paradas sobre o meridiano da Bexiga, que transmite ondas de excitação por todo o corpo energético, da cabeça aos dedos dos pés.

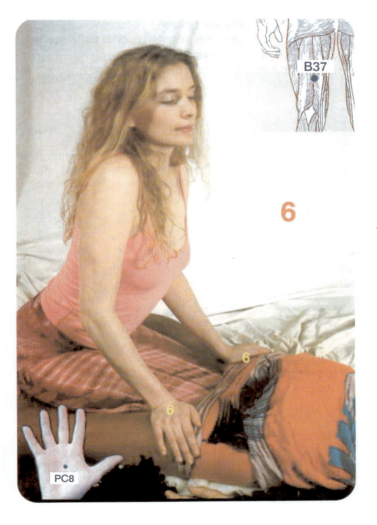

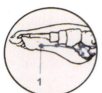 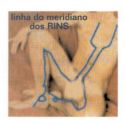

O ponto R1, MOLA SALTITANTE, é o que mantém os pés no chão.

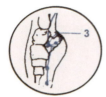

O ponto R3, GRANDE RIO, pode ser usado tanto para estimular quanto para equilibrar o desejo em ambos os sexos.

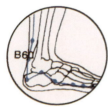

O B60, MONTANHA KUNLUN, quando pressionado, dá uma boa idéia da força da libido do seu parceiro: quanto mais rijo, mais forte! É também benéfico pressionar esse ponto durante os trabalhos de parto.

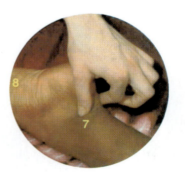

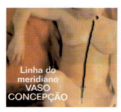 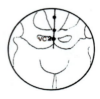

O VC2 é o ponto mais potente de excitação na mulher e, também, muito eficaz no homem.

Há uma imensa rede de pontos eróticos nos pés à espera de serem tocados. Apóie o pé do parceiro no seu osso púbico, local do Vaso Concepção 2. Sentir a força do tendão calcâneo do parceiro pode dar um indício de sua pulsão sexual.

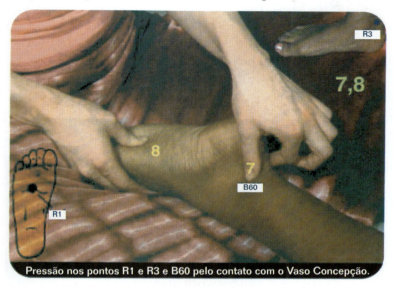

Pressão nos pontos R1 e R3 e B60 pelo contato com o Vaso Concepção.

Com a sucessão tumultuada de Três Reinos & Seis Dinastias (221 a 590 d.C.), surgiram conflitos entre as doutrinas taoísta, confucionista e as recém-chegadas budistas.

O surgimento do Budismo sob a dinastia Wei do Norte (386 a 534 d.C.) levou à perseguição dos praticantes dos Antigos Métodos Taoístas.

A cura e o sexo foram politizados.

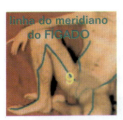

SEGUNDO:
Para cima

O F9 é um ponto sutil de excitação, situado nos músculos do prazer da parte interna da coxa, próximo aos órgãos sexuais.

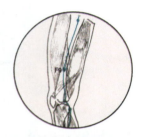

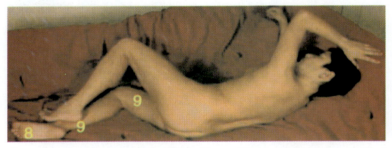

O ponto de encontro do BP6 (Baço-Pâncreas) com o BP3 é um ponto YIN versátil que ajuda a tratar de problemas de impotência, frigidez e ejaculação precoce. Também para regular o sangramento uterino durante a menstruação, aliviar dor nos genitais externos, tratar de problemas de esterilidade, ejaculação de esperma, queda do útero e ajudar em partos difíceis.

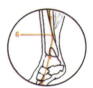
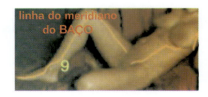

Com as palmas das mãos atravessadas, prestando atenção nas suaves e lentas ondas de desejo. O rosto esconde a dor do desejo profundo.

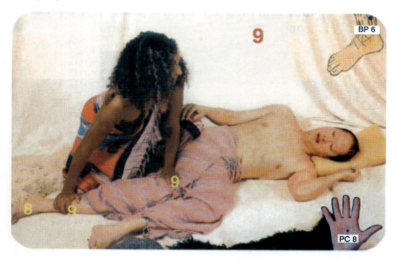

Então, durante a Dinastia Sui (590 a 618 d.C.), o taoísmo voltou a ser a religião oficial e a literatura erótica voltou a florescer.

Foi quando apareceu os segredos da "Alcova de Jade".

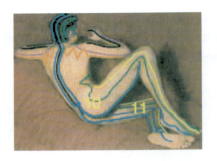

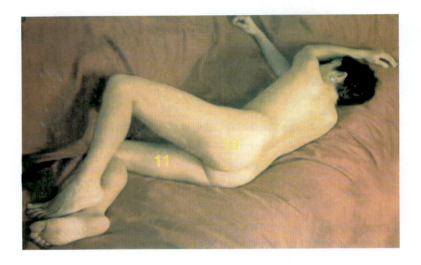

Sob a Dinastia Tang (618 d.C. até o começo da Sung em 960 d.C.), o taoísmo tornou-se "a religião oficial". Do final da Dinastia Sung até hoje, as formas de taoísmo evoluíram integrando algumas correntes budistas e confucionistas.

Aproxime-se para trabalhar mais de perto, apoiando o seu VC1 através do meridiano do Fígado do parceiro e aninhando o meridiano do Baço no meridiano da Bexiga dele.

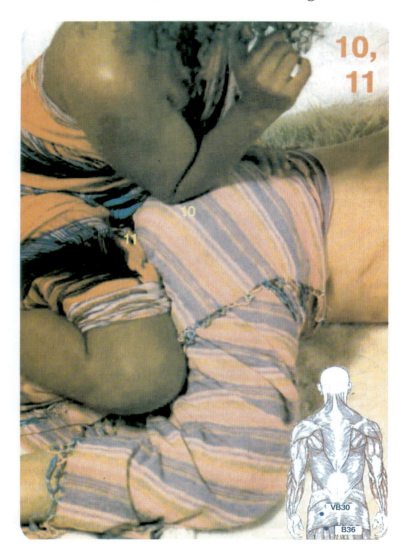

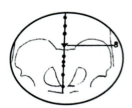

VC8, PORTA DO PALÁCIO
DO ESPÍRITO no centro

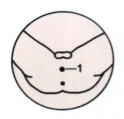

O VC1, Portal da Vida e da Morte, recebeu esse nome por se considerar que a retenção da energia sexual prolonga a vida. A manipulação sutil do VC1 ajuda na excitação de ambos os sexos e é especialmente útil para prolongar o orgasmo masculino. Como tratamento clínico, ajuda a prevenir e aliviar os problemas da próstata.

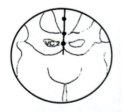

O VC2 é o mais potente ponto de excitação feminina, além de ser também muito promissor nos homens.

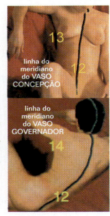

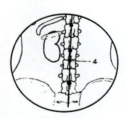

O VG4, MING-MEN – PORTAL DA VIDA, é o ponto onde a vida entra no momento da concepção. É um ponto potente de excitação, também para aumentar a potência sexual masculina. Ajuda a aliviar a dor lombar causada pela relação sexual.

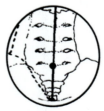

O VG2 é o ponto que desperta o
VALE DOS PRAZERES.

– 54 –

Sua perna pressiona o VC1 e o VG2, enquanto a nádega do parceiro roça o seu VC2.

Fique nessa posição o tempo suficiente para sentir o contato pleno antes de prosseguir a sua jornada de sedução para cima.

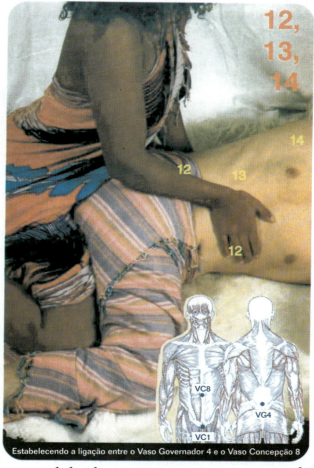

Estabelecendo a ligação entre o Vaso Governador 4 e o Vaso Concepção 8

A ligação estabelecida por suas mãos entre as partes frontal e dorsal revela outro segredo: a onda de calor torna-se uma descarga elétrica.

A busca por saúde eterna e prazer infinito continuou. Os alquimistas chineses estavam em busca de um elixir que tornasse seus imperadores imortais e eternamente potentes.

Essa alquimia externa perdeu seu atrativo quando matou alguns cortesãos, reis e muitos alquimistas.

O ponto VG15 acalma a mente, enviando ondas de relaxamento através do sistema nervoso, tornando-o receptivo à excitação.

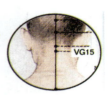

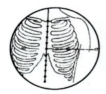

O VC17, ALTAR CENTRAL, também conhecido como Mar da Tranqüilidade, é o ponto de troca do amor verdadeiro. Ele acalma a mente, equilibra as emoções e tranqüiliza o espírito do Coração.

Os médicos da Dinastia Tang (618 a 906 d.C.), ao realizarem a vivissecção de prisioneiros condenados, descreveram correntes de energia através de canais invisíveis que despertavam certas sensações em diferentes partes do corpo, e que cessavam no momento da morte. Ah se esse fluxo pudesse ser mantido...

Os pontos de shiatsu pressionados para o prazer infinito foram prolongados indefinidamente quando passados pelas linhagens secretas da Dinastia Fang-Shi.

A ligação desses dois pontos no centro do peito e base do crânio emite ondas de êxtase por todo o ser, inundando tanto o corpo físico como o energético.

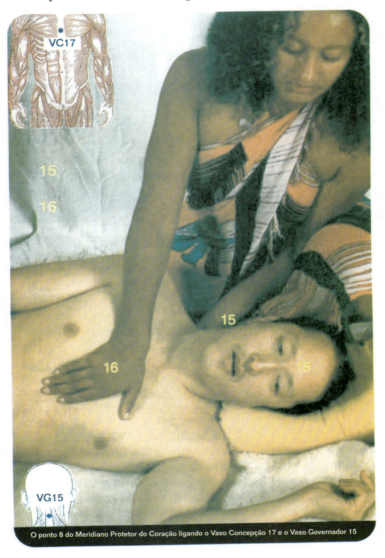

O ponto 8 do Meridiano Protetor do Coração ligando o Vaso Concepção 17 e o Vaso Governador 15

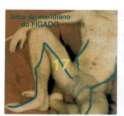 A massagem regular no ponto F8 melhora a função sexual.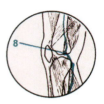

 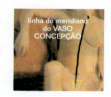

O VC1, Portal da Vida e da Morte, recebeu esse nome por se considerar que a retenção da energia sexual prolonga a vida. A manipulação sutil do VC1 ajuda na excitação de ambos os sexos e é especialmente útil para prolongar o orgasmo masculino. Como tratamento clínico, ajuda a prevenir e aliviar os problemas da próstata.

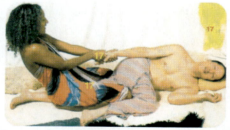

O estiramento tende a dispersar a energia vital Qi, de maneira que não se deve abusar dessa prática no shiatsu com finalidade sexual. Um estiramento aqui, no entanto, é conveniente para soltar a tensão sexual provavelmente guardada dos contatos íntimos anteriores. É uma oportunidade para respirar antes de entregar-se ao ato sexual. E neste caso, uma boa estirada ajuda a manter vivo o interesse: com o ponto VC1 acomodado sobre o F8.

TERCEIRO:
Para cima e para baixo

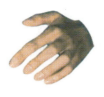
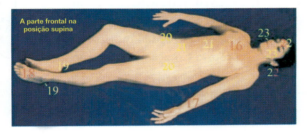

Hoje não somos mais imperadores e imperatrizes, ou somos?

Trabalhamos, nos divertimos e dormimos. Nossa sociedade nos coloca problemas diferentes com os quais temos de lidar. Para não termos nossas cabeças cortadas por falarmos fora de hora, é mais provável que acumulemos stress no local de trabalho que pode nos levar a doenças cardíacas e outras, mas continuamos ingerindo substâncias tóxicas em busca de momentos de imortalidade.

E continuamos a fazer sexo. O ideal é termos uma boa refeição, uma garrafa de vinho e sexo desvairado, esperando que cheguemos juntos ao clímax e então adormecemos ou tomamos um banho.

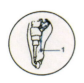 O R1, MOLA SALTITANTE, é o ponto que, quase sempre, mantém o pé no chão.

O VC14, GRANDE PALÁCIO, é o ponto de acesso ao Fogo do Coração da pessoa amada. É o Portal que leva ao próprio Coração, o Soberano.

 O ponto F3, GRANDE IMPETUOSIDADE, é particularmente recomendado para aumentar a energia sexual feminina.

O ponto F4, OBSTÁCULO INTERMEDIÁRIO, é recomendado para aumentar a energia sexual masculina.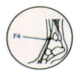

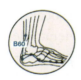 O B60, MONTANHA KUNLUN, quando pressionado, dá uma boa idéia da força da libido do seu parceiro: quanto mais rijo, mais forte! É também útil pressionar esse ponto durante os trabalhos de parto.

O ponto R3, GRANDE RIO, pode ser usado tanto para estimular quanto para equilibrar o desejo em ambos os sexos.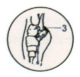

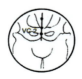 O VC2 é o ponto mais potente de excitação na mulher e, também, muito eficaz no homem.

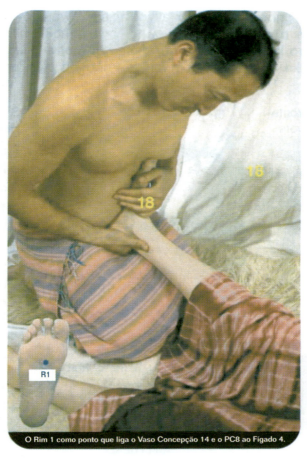

O Rim 1 como ponto que liga o Vaso Concepção 14 e o PC8 ao Fígado 4.

Segurando o pé, pressione o R1 do parceiro contra o seu VC14, colocando assim a Mola Saltitante dele contra o seu Fogo do Coração. Com uma mão, você pressiona o F3 (da mulher) ou o F4 (do homem) e com a outra, você afaga os pontos B60 e R3. E o calcanhar descansa sobre o VC2: será esse o Caminho do Céu?... sim, mas é apenas um entre muitos. Prolongue esse procedimento até senti-lo, esfregando-o e movendo-o ritmicamente.

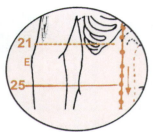

O E21 a caminho das Nove Flores na descida para o Céu, é muito agradável: ajuda a digerir toda atenção e carinho recebidos.

O E25, EIXO DO CÉU, desperta a sensualidade e abre o ventre para o prazer.

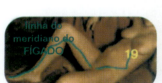

O ponto F14, PORTA CIRCULAR, fica logo abaixo da protuberância inferior do seio, à espera de ser tocado.

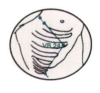

O VB24 aquece as costelas e relaxa os sentimentos de ansiedade ou indecisão.

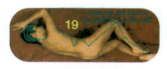

O seu parceiro sabe, é claro, que você está lhe dando uma massagem, mas preste atenção em todos os pontos eróticos que estão sendo tocados pelos pés dele. Pressionando a Mola Saltitante contra o seu próprio corpo, mova-a em ritmo circular para você senti-la no lugar certo e o parceiro sentir que está cobrindo toda a área. Essa massagem com os pés no abdômen pode ser uma das experiências mais sensuais que ambos já compartilharam.

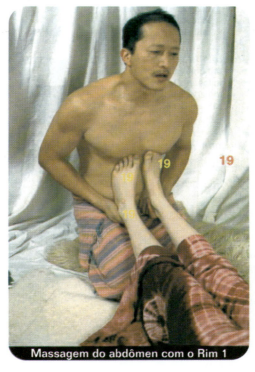

Massagem do abdômen com o Rim 1

Enquanto o parceiro sente o calor de seu abdômen, o movimento de seus músculos sob os pés dele, o ritmo de seus movimentos lentos faz vibrar das pernas até os quadris, prontos para o seu próximo movimento.

O ponto BP12, quando acariciado suavemente ou simplesmente tocado com a palma da mão imóvel, espalha calor e prazer por toda a região genital.

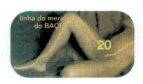

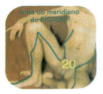 O F12 faz aumentar a circulação da energia e a sensibilidade na região genital.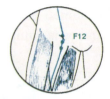

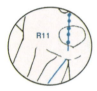

O R11 ajuda a desfazer as dificuldades do homem para se excitar.

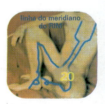

Suba com as mãos pelo corpo do seu parceiro: três pontos eróticos em ambos os quadris esperam que você os encontre e os desperte.

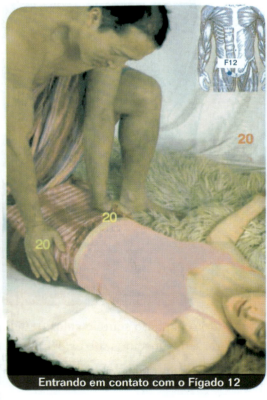

Entrando em contato com o Fígado 12

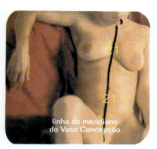

O ponto VC6, OCEANO DE QI, é o centro da energia sexual masculina e, também, o ponto de conexão com a energia feminina, relacionada ao ciclo reprodutor da mulher. O uso clínico desse ponto ajuda a aliviar os problemas menstruais.

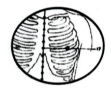

O VC17, ALTAR CENTRAL, também conhecido como Mar da Tranqüilidade e o ponto de troca do amor verdadeiro. Manipulado, ele acalma a mente, equilibra as emoções e tranqüiliza o espírito do Coração.

Além de proporcionar um toque carinhoso e um contato amoroso, colocar suas mãos nessa posição permite que você passe facilmente de uma parte do corpo para outra.

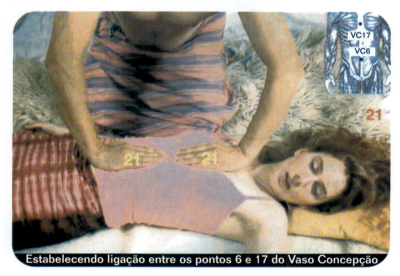

Estabelecendo ligação entre os pontos 6 e 17 do Vaso Concepção

Pense em para onde você quer ir a seguir, coloque suas mãos nesse lugar para manter o contato e passe lentamente para a nova posição. Mas lembre-se de manter-se imóvel até sentir a onda de calor.

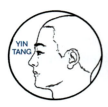 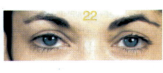 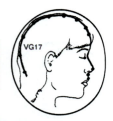

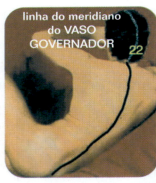

YIN TANG é um ponto muito especial que abre a Terceira Visão como portal para o mundo do Espírito. Quando os amantes fitam os olhos um do outro, eles conseguem enxergar a alma um do outro através desse portal.

O VG17, ALMOFADA DE JADE, é o ponto onde o impulso da paixão passa para o cérebro, amando, rejuvenescendo e fluindo através do oceano craniano até a visão interna.

O toque simultâneo nesses dois pontos cria um vórtice de energia rodopiando através do cérebro. Essa é uma conexão mágica: o ponto PC8 na palma da mão do Doador é uma extensão do chakra do coração e pode ser usado para transmitir a onda de amor que flui então pelos canais energéticos e banha todo o ser.

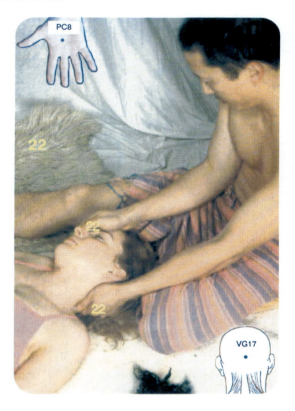

Nessa posição confortável, você pode dar a massagem em movimentos espiralados do Shiatsu do Amor a muitas partes facilmente acessíveis.

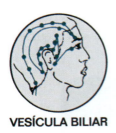
VESÍCULA BILIAR

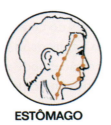
ESTÔMAGO

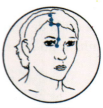
BEXIGA

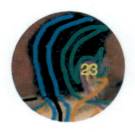

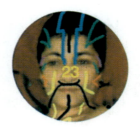

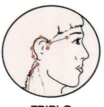
TRIPLO AQUECEDOR

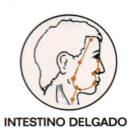
INTESTINO DELGADO

INTESTINO GROSSO

Não se surpreenda demais se a essa altura descobrir que seu parceiro está disposto a responder.

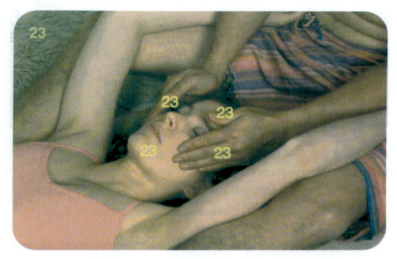

O tempo despendido no rosto raramente é desperdiçado. Nele vicejam as flores dos órgãos mais importantes: o coração na língua, que você pode deixar para usar mais tarde; o baço nos lábios; os pulmões no nariz; os rins nas orelhas; e o fígado nos olhos.
Os Meridianos do Estômago, Vesícula Biliar e Bexiga começam no rosto; e os Meridianos do Intestino Delgado, Intestino Grosso e Triplo Aquecedor terminam nele.
E você simplesmente não adora ter seu rosto acariciado?

O E17, PALÁCIO DOS SEIOS, é um ponto de intensa excitação nas mulheres que estimula a ligação entre os mamilos e a vagina e, ao mesmo tempo, preenche, acalma e harmoniza o coração e a mente.

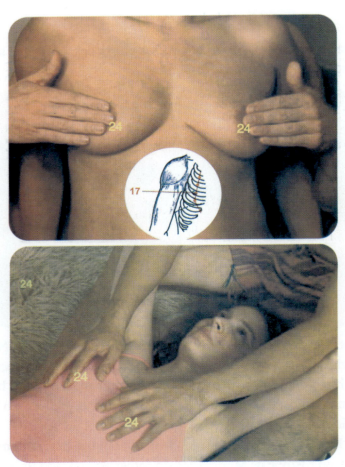

QUARTO:
Subindo pelo outro lado do corpo

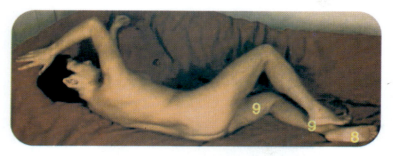

Você já massageou os pontos eróticos das costas, de um lado e da parte frontal do corpo do seu parceiro. É hora de aplicar a massagem no outro lado...e, finalmente, descer...

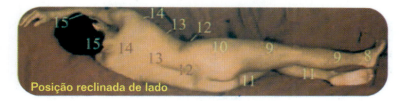

Posição reclinada de lado

volte, eventualmente, para...

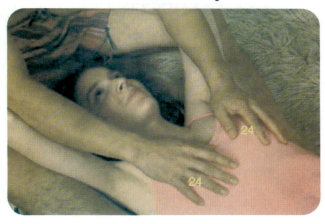

QUINTO:
Até o céu

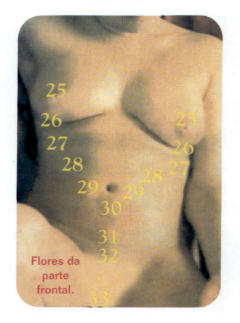

AGORA VÁ DESCENDO LENTAMENTE ATÉ...

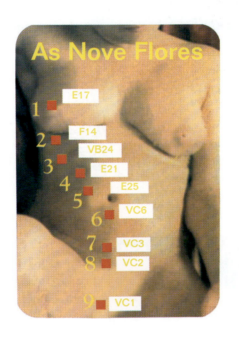

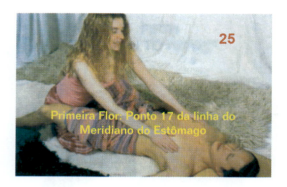

Primeira Flor: Ponto 17 da linha do Meridiano do Estômago

E17, PALÁCIO DOS SEIOS, é um ponto de intensa excitação feminina, que estimula a ligação entre os mamilos e a vagina e, ao mesmo tempo, preenche, acalma e harmoniza o coração e a mente.

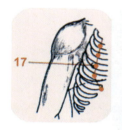
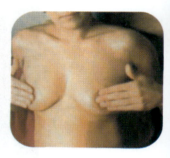

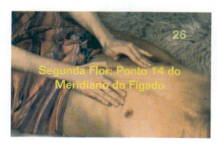

Segunda Flor: Ponto 14 do Meridiano do Fígado

F14 – PORTA CIRCULAR, fica logo abaixo da protuberância inferior do seio, à espera de ser tocado.

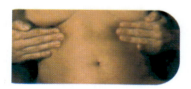

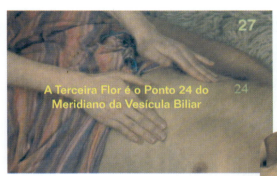

O VB24 aquece as costelas e relaxa os sentimentos de ansiedade ou indecisão.

A Terceira Flor é o Ponto 24 do Meridiano da Vesícula Biliar

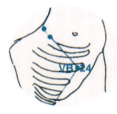

O E21 na descida para o Céu absorvendo todo o amor.

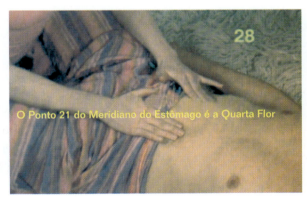

O Ponto 21 do Meridiano do Estômago é a Quarta Flor

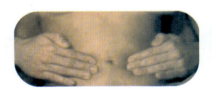

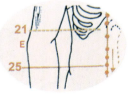

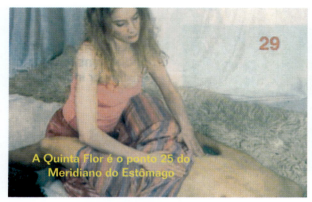

O E25, EIXO DO CÉU, desperta a sensualidade e abre o ventre para o prazer.

A Quinta Flor é o ponto 25 do Meridiano do Estômago

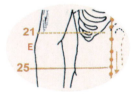

O ponto VC6, OCEANO DE QI, é o centro da energia sexual masculina e, também, o ponto de conexão com a energia feminina.

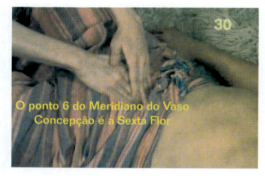

O ponto 6 do Meridiano do Vaso Concepção é a Sexta Flor

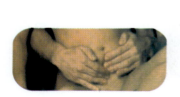

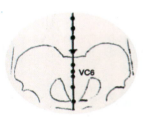

– 76 –

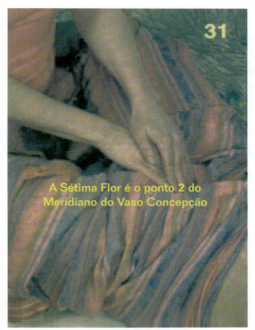

A Sétima Flor é o ponto 2 do Meridiano do Vaso Concepção

O VC2 é o ponto mais potente de excitação na mulher e, também, muito eficaz no homem.

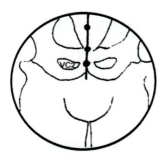

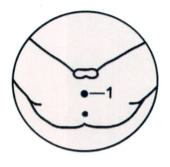

O VC1, Portal da Vida e da Morte, recebeu esse nome por se considerar que a retenção da energia sexual prolonga a vida. A manipulação sutil do VC1 ajuda na excitação de ambos os sexos e é especialmente útil para prolongar o orgasmo masculino.

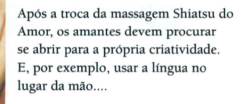

Após a troca da massagem Shiatsu do Amor, os amantes devem procurar se abrir para a própria criatividade. E, por exemplo, usar a língua no lugar da mão....

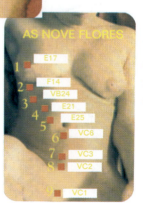

E deixar que o poder dos pontos, dos meridianos e dos elementos os inspire!

CAPÍTULO QUATRO

RIOS DE AMOR, RESERVATÓRIOS DE DESEJO

Neste capítulo, você vai saber sobre

- os pontos que estimulam a excitação;
- como exercitar os meridianos;
- e como lidar com os humores, as emoções e os sentimentos.

RIOS DE AMOR,
RESERVATÓRIOS DE DESEJO

Janelas para os estados de espírito

As práticas sexuais e de cura desenvolvidas nas comunidades rurais da antiga China continuam funcionando até hoje, porque elas fazem sentido.

Os rios percorrem os campos, irrigando as lavouras. Os meridianos são os rios, os órgãos são os campos e as poças d'água são os pontos.

Numa cidade moderna, os meridianos são as ruas e os pontos são as interseções e junções, os lugares de acesso e os órgãos são os locais que circundam.

Numa cidade, existem horas de pico e horas de calmaria, mas às vezes as coisas se complicam. No campo, o tempo influi sobre a paisagem.

A Medicina Oriental do Amor baseia-se numa visão holística: meridianos, órgãos, sentidos, emoções, os aspectos físico, energético e espiritual dos seres humanos estão todos em interação.

O modelo dos Cinco Elementos foi desenvolvido para estudar como o estado de espírito afeta o amor e, também, todos os aspectos da relação.

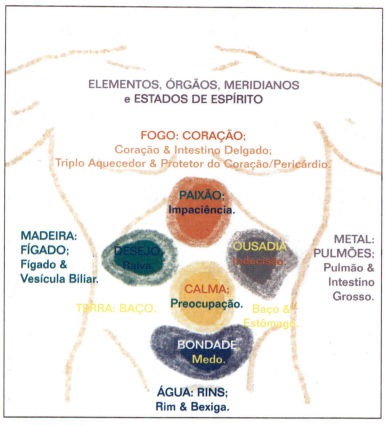

ELEMENTOS, ÓRGÃOS, MERIDIANOS e ESTADOS DE ESPÍRITO

FOGO: CORAÇÃO;
Coração & Intestino Delgado;
Triplo Aquecedor & Protetor do Coração/Pericárdio.

PAIXÃO; Impaciência.

MADEIRA: FÍGADO; Fígado & Vesícula Biliar.

DESEJO; Raiva.

OUSADIA; Indecisão.

METAL: PULMÕES; Pulmão & Intestino Grosso.

TERRA: BAÇO.

CALMA; Preocupação.

Baço & Estômago.

BONDADE; Medo.

ÁGUA: RINS; Rim & Bexiga.

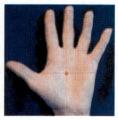
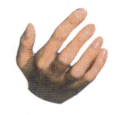

Olhe através das janelas para saber em que estado de espírito se encontra o seu parceiro. Use a palma da sua mão para sentir a energia ou toque sua pele.

As sensações de calor ou frio informam sobre os desequilíbrios entre os elementos. Você pode acalmar ou fazer as coisas andarem.

Os Cinco Elementos
Fogo, Água, Terra, Metal e Madeira

Os estados de espírito, a saúde e o bem-estar são governados pela interação dos Cinco Elementos.

Os Elementos governam os sentidos da visão, do paladar, do tato, da audição e do olfato.

Emoções como a raiva, a indecisão, o medo, a impaciência e a preocupação surgem da interação dos elementos e podem ser acalmadas ou intensificadas.

Emoções como o desejo, a paixão, a calma, a coragem e a ternura podem nutrir-se mutuamente e regular as emoções negativas.

Cada elemento está ligado a redes de meridianos-órgãos Yin e Yang.

Os conceitos de Yin e Yang são usados para descrever as relações entre as coisas, como, por exemplo, que os homens são mais yang e as mulheres mais yin, mas tanto entre os homens como entre as mulheres, existem aqueles que são mais yin ou mais yang em comparação com os outros membros do mesmo sexo.

O fogo é mais yang, enquanto a água é mais yin: mas uma vela é mais yin do que o sol e uma onda é mais yang do que uma lágrima.

Os meridianos yin percorrem os aspectos mais internos do corpo e têm a ver com os órgãos mais profundos, como o coração, os pulmões, o fígado, o baço e os rins. Os canais yang percorrem os aspectos mais externos e ligam os órgãos mais superficiais, como os intestinos, a bexiga e a vesícula biliar.

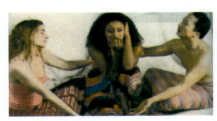

Considere os meridianos yin como os que têm relação com os aspectos mais profundos, emocionais e espirituais; e os meridianos yang com os aspectos mais físicos e mundanos.

A harmonização dos aspectos extremos de yin e yang pode intensificar as relações tanto com o parceiro como entre os diferentes aspectos de si mesmo.

O conhecimento dos elementos e dos meridianos ajuda você a escolher as respostas apropriadas aos estados de espírito do seu parceiro, melhorando a relação amorosa tanto na cama como fora dela.

Os diferentes aspectos das redes de meridianos-órgãos exercem influência uns sobre os outros, alguns no sentido de nutrição e outros no sentido de regulação.

Por exemplo, você pode entender como o ato de ver pode levar ao desejo, mas se você não consegue o quer, pode ficar impaciente.

Você pode achar que consegue lidar com a impaciência com coragem – mas o medo pode estar no controle de sua impaciência.

Medo do quê? Normalmente da rejeição.

Veja se você consegue perceber como os estados de espírito podem ser influenciados uns pelos outros. Perceber isso pode levar você a entender como pode influenciar seus estados de espírito: usando a energia desses estados em vez de deixar-se sugar por eles.

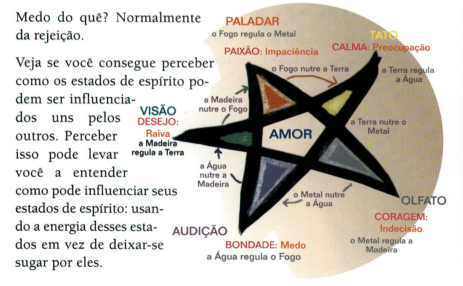

O Elemento Fogo

FOGO

O fogo dança, o fogo aquece, o fogo queima, o fogo cria e o fogo destrói.

O sol brilha, o Fogo nutre a Terra, que é nutrida pela Madeira, que é controlada pelo Metal, que é controlado pela Água.

A Paixão é a virtude da energia do Fogo em seu aspecto positivo, enquanto a emoção negativa é a Impaciência.

O sentido do Elemento Fogo é o Paladar, cujo órgão é a Língua. Qual é o sabor do seu parceiro?

A estação do Fogo é o Verão, a sua direção é o Sul e seu Animal Protetor é o Pássaro de Fogo.

Os Meridianos do Elemento Fogo são quatro: os meridianos do Coração e do Intestino Delgado, o Triplo Aquecedor e o Protetor do Coração.

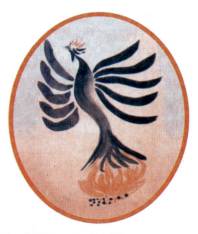

Os Meridianos do Elemento Fogo:

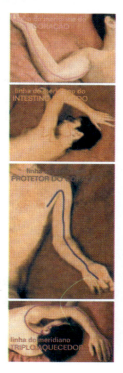

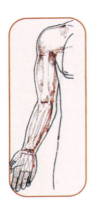

O MERIDIANO YIN DO CORAÇÃO

Este Meridiano do Coração percorre a borda da parte interna do braço, da axila à ponta do dedo mínimo.

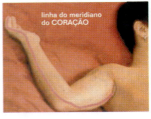

O Coração é Paixão, Amor e Alegria e este é o modo de exercitar o meridiano.

O coração é o órgão soberano, posição de grande responsabilidade. Trate dele com respeito, utilizando os serviços dos três outros meridianos do Elemento Fogo para se aproximar do monarca.

Para colocar-se na presença do Coração, ou da pessoa amada que manda nele, coloque-se sobre um joelho, na postura tradicional de reverência.

Apesar de o órgão sensorial do coração ser a língua, o seu espírito brilha nos olhos. Você consegue ver o coração da pessoa amada em seus olhos?

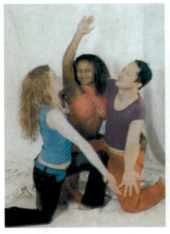

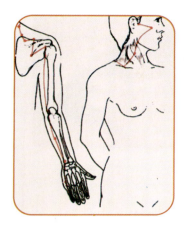

O MERIDIANO YANG DO INTESTINO DELGADO

continua com a energia do fogo do coração, levando-a pela borda externa do braço, através da escápula até a frente da orelha.

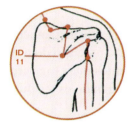

O ponto ID11 relaxa os ombros quando tocado suavemente com a palma da mão ou a ponta do dedo.

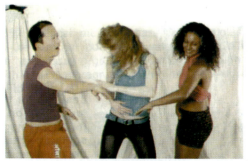

A dança dos pontos do Meridiano do Intestino Delgado é uma ótima maneira de exercitá-lo.

Um pouco além do centro da Corte Imperial do Coração, o Intestino Delgado oferece possibilidades mais divertidas.

Um pouco fora do controle e com muita paixão pela vida, a rede de pontos desse meridiano-órgão se contorce, gira e dança.

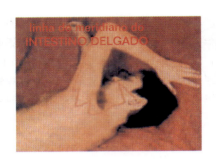

Esse meridiano também indica o poder de escolha, como é o próprio processo do órgão, absorvendo os nutrientes dos alimentos que são necessários para o processo da digestão e eliminando os resíduos.

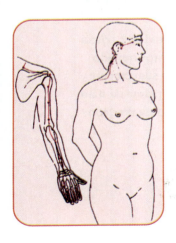

O MERIDIANO YANG DO TRIPLO AQUECEDOR
vai da ponta do quarto dedo da mão, ou dedo anular, até o lado de fora da sobrancelha.

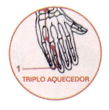

O TA1 é para algumas pessoas o ponto cuja melhor função é a de portar um anel. É também muito bom para a irritabilidade: com uma pressão suave ou, quem sabe, um beijo.

Exercitar esse meridiano é muito fácil: quando você abraça alguém, ele sempre recebe uma boa estirada.

Triplo Aquecedor quer dizer "três panelas", representando os três níveis de temperatura em nosso ser: muito quente em volta da cabeça e do coração, onde vibra a energia do fogo; quente em volta do abdômen, o centro da energia da terra; e frio em volta dos rins e da bexiga, fonte da nossa energia da água.

Esse meridiano prosaicamente místico tem, como o lótus, sua cabeça no fogo ou voltada para o sol, sua base na água e, diferentemente de outros meridianos, não está associado a nenhum órgão específico, embora pudesse ser associado ao diafragma, que une as partes superior e inferior do torso.

O meridiano Triplo Aquecedor distribui a Energia do Amor através de sua rede, levando a força vital do seu parceiro, o Meridiano Protetor do Coração, e fazendo-a circular por seus pontos.

Ao aplicar a sua própria Energia do Amor no Triplo Aquecedor do seu parceiro, você estará afetando todas as dimensões de seu corpo energético.

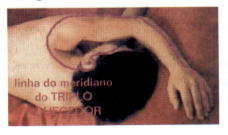

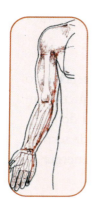
O MERIDIANO YIN DO GUARDIÃO DO CORAÇÃO OU PROTETOR DO CORAÇÃO (PERICÁRDIO)

Começando entre as costelas, à distância de dois dedos ao lado do mamilo, ele segue pelo interior do braço até a ponta do dedo médio.

O PC1 vai diretamente ao ponto. Esse é o seu instrumento preferido para a penetração.

Esteja atento para todas as oportunidades de estender esse dedo, estendendo também o meridiano.

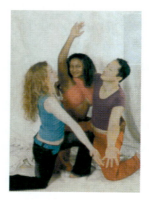

PC8, ATIVIDADE AMOROSA

É um ponto de prazer intenso, tanto no sentido de enviar como de receber a energia do amor e, provavelmente, o ponto que você mais usa para se conectar com o parceiro sexual. Coloque esse ponto sobre qualquer outro e sinta como as coisas começam a vibrar. Se deixá-lo ali o tempo suficiente, você vai sentir seus campos energéticos a ponto de se fundirem. Ele pode também proporcionar muita calma, harmonizar os desequilíbrios do Espírito. Use-o para acalmar, nutrir, estimular e acender o fogo da paixão.

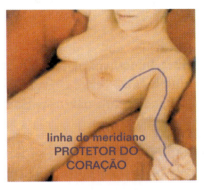

O Guardião ou Protetor do Coração, também conhecido como Senhor do Coração e Ministro do Prazer, leva as mensagens do Coração. Esse meridiano ganha vida em situações em que você se dispõe a buscar o prazer... a hora de desfrutar uma bebida ou a hora de dar um passeio.

O órgão associado é o pericárdio, a membrana espessa que envolve o coração. Em termos energéticos, o Protetor do Coração irrompe para vida pela primeira vez entre os dois rins e passa a sua energia através do seu parceiro, o Triplo Aquecedor, para circular pelas redes do meridiano-órgão. O Protetor do Coração guarda a passagem para o Coração: dedique tempo a esse meridiano para tocar o coração do seu parceiro.

E se você quiser demonstrar abertamente os seus sentimentos, faça-o através desse meridiano, tocando o coração do seu parceiro.

O Elemento Terra

TERRA

A Terra é calma. A Terra é nossa mãe e provê todas as nossas necessidades. Tudo que usamos vem da Terra e só requer trabalho para ser transformado numa nave espacial ou num par de sandálias.

O Metal surge no fundo da Terra. A Terra suporta a Água, é mantida no lugar pela Madeira e nutrida pelo Fogo do sol que brilha sobre a Terra, iluminando-a e sustentando a vida.

A calma é a virtude da energia da Terra em seu aspecto positivo, enquanto a emoção negativa é a Preocupação.

O sentido que corresponde ao Elemento Terra é o Tato e o órgão é a Boca. Existe algum toque mais profundo do que o do beijo? E todo o prazer sensual que leva e resulta de um beijo, até o beijo supremo. E todos os prazeres do toque, como do afago, da carícia e do abraço.

A estação da Terra é a da colheita, quando os campos ficam amarelados e dourados; sua direção é o Centro e seu animal protetor é a Fênix Dourada.

Os meridianos do Elemento Terra são os do Estômago e do Baço.

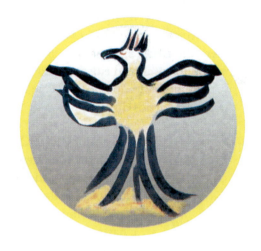

Meridianos do Elemento Terra

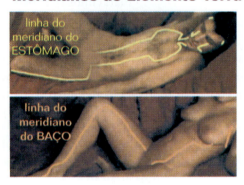

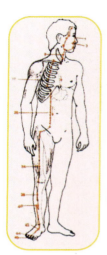

O MERIDIANO YANG DO ESTÔMAGO

Começando nos olhos, o Meridiano do Estômago percorre toda a extensão do corpo, descendo pelos mamilos, abdômen e ovários, ao longo da parte externa frontal da perna até o segundo e terceiro dedos do pé.

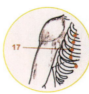

E17 PALÁCIO DOS SEIOS – é um ponto de intensa excitação nas mulheres que estimula a ligação entre os mamilos e a vagina e, ao mesmo tempo, preenche, acalma e harmoniza o coração e a mente. É também o ponto de partida da maravilhosa e sensual meditação das Nove Flores.

Alongue toda a extensão do corpo, da ponta da cabeça aos dedos dos pés. Essa prática torna-se mais fácil se você deitar-se de costas apoiando-se sobre as costas de um amigo, ficando com o abdômen voltado para cima.

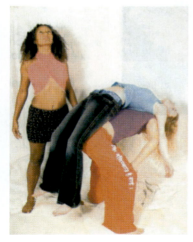

O ponto E21, a caminho das Nove Flores na descida para o Céu, proporciona grande conforto e ajuda a assimilar toda atenção e carinho recebidos.

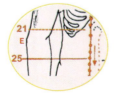

O **E25 EIXO DO CÉU** – desperta a sensualidade e abre o ventre para o prazer.

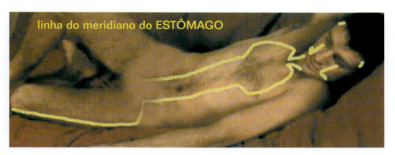

O estômago visualiza o que quer e vai atrás do que quer. Esse é o meridiano da sobrevivência, que leva você a deleitar os olhos e encher a barriga. A sobrevivência tem também a ver com a sobrevivência da espécie: a estimulação e a satisfação de outros sentidos.

Se o caminho para o coração do homem passa pelo estômago, o modo de conquistar a mulher é dedicar tempo ao Meridiano do Estômago. Desça, acariciando ao longo de toda a sua extensão, utilizando todas as ferramentas de seu corpo, da língua aos dedos dos pés, e demore-se especialmente sobre o ponto E17.

O MERIDIANO YIN DO BAÇO (ou BAÇO-PÂNCREAS)

a partir do dedão do pé até o lado do mamilo, esse meridiano percorre uma jornada de prazeres sensuais.

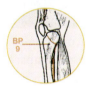

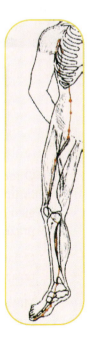

O ponto BP12, quando acariciado de leve ou simplesmente tocado com a palma da mão, provoca uma sensação de calor e prazer por toda a região genital.

O BP9 é um ponto muito potente nos homens: ajuda a aliviar a dor nos genitais e a controlar a ejaculação provocada por sonhos eróticos. Guarde a seiva do seu parceiro só para si.

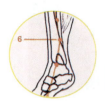

O BP6, no PONTO DE ENCONTRO com o 3, é um ponto YIN extremamente versátil e eficaz no tratamento de problemas como de impotência, frigidez e ejaculação precoce. Além desses problemas, ele serve para ajudar a regular a menstruação, controlar o sangramento menstrual e aliviar a dor nos órgãos genitais externos; a tratar da esterilidade, emissão de sêmen, queda do útero e ajudar em partos difíceis.

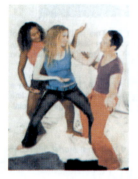

O baço gosta de movimento para contrapor a sua função de imobilidade: manter as coisas fixas no lugar. Às vezes, as pessoas precisam manter-se onde estão.

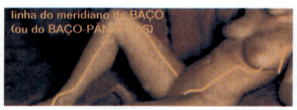

O meridiano do Baço presta-se a uma massagem de shiatsu mais íntima e sensual, desde chupar os dedos dos pés até acariciar a região genital e as laterais dos seios. Esse meridiano proporciona os prazeres sutis da excitação.

O baço também tem a energia de nutrir e cuidar, própria da natureza do Elemento Terra.

Massageie-o com cuidado e amor para que o baço produza frutos prazerosos.

METAL

O Metal reflete e inspira, corta e contém; é o Elemento do mistério, das espadas e dos escudos, das moedas, caixas e espelhos com fundo prateado. Os alquimistas antigos procuravam transformar o metal comum em ouro, uma metáfora da transmutação do desejo em Amor.

Nascido nas profundezas da Terra, o Metal nutre a Água. Seu fio cortante controla a Madeira e ele é controlado pelo Fogo, como na oficina do ferreiro.

A virtude do Metal é a Coragem e sua emoção negativa é a Indecisão, que vem acompanhada de solidão, isolamento, tristeza e depressão: as tristezas da perda ou do amor não correspondido.

O Sentido do Elemento Metal é o Olfato e, portanto, o nariz é o órgão relacionado ao Metal: as fragrâncias afrodisíacas, os odores do sexo, evocativos e provocativos.

Sua direção é o Oeste, a estação do ano, o Outono e o animal protetor, o Tigre Branco.

Os meridianos do Elemento Metal são o dos Pulmões e o do Intestino Grosso.

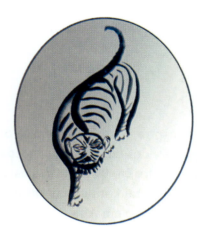

Meridianos do Elemento Metal

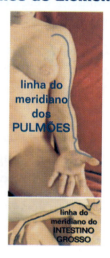

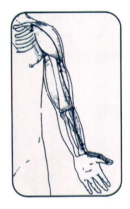

MERIDIANO YIN DOS PULMÕES

Começa na parte da frente do ombro, desce pela borda interna do braço e vai terminar no polegar.

O P1, PALÁCIO CENTRAL,

é um ótimo lugar para você colocar seu peso nas palmas das mãos e acalmar o peito do seu parceiro e deixá-las deslizar um pouco além.

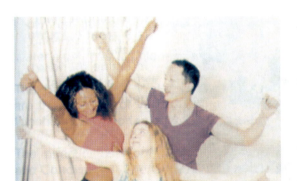

Inspirado pela vida: com os polegares erguidos para exercitar, respirar e aumentar a vitalidade.

Inalar o ar para dentro é inspirar, soltá-lo é expirar. A respiração da vida é como o movimento das ondas. O tamanho das narinas indica uma capacidade inata para inalar vida. Que pode ser alterada.

Os pulmões também regem a pele, através da qual também respiramos, e os pêlos do corpo.

Faça uma massagem ao longo da linha do Meridiano dos Pulmões para insuflar o amor da vida em seu parceiro.

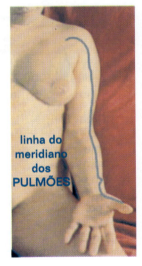

linha do meridiano dos PULMÕES

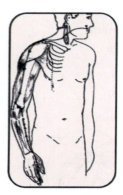

MERIDIANO YANG DO INTESTINO GROSSO

Inicia na ponta do dedo indicador, sobe pela borda externa do braço até o ponto onde a narina se encontra com a face.

O IG4 é um ponto importante no tratamento de ressacas e nos tratamentos dentários. Também facilita o processo de eliminação. Pressione-o quando estiver com prisão de ventre, com dor ou ambas.

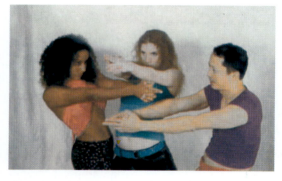

Pressionar ou mesmo estirar um de seus pontos é um ótimo exercício para o meridiano do Intestino Grosso. Ou será que ele está apenas se esvaziando?

Como o principal Órgão de Excreção, o Intestino Grosso tem a ver com a eliminação: livrar-se do lixo interno. E por que não do externo? A estação é o outono, o amor pode ter tido a sua vez, a estação está terminando e é hora de deixá-lo ir embora.

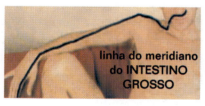

linha do meridiano do INTESTINO GROSSO

Esse é também um meridiano do Elemento Metal e, portanto, tem a ver com a atividade de cortar, embora também sirva para conter.

ÁGUA

A rebentação das ondas é uma imagem associada ao sexo desde que o cinema foi criado.

Teria a Vida começado com um raio riscando o oceano? Se o Elemento Água detém o poder de gerar a vida, ele também pode ter o poder de destruí-la. Foi com um Dilúvio que o mundo acabou, de acordo com a história de Noé.

A Água é o elemento que muda os estados da natureza: congelada, ela torna-se sólida; aquecida, torna-se vapor, que se derrama em lágrimas ou em forma de ondas. A água no seu estado líquido adapta-se a qualquer forma, cabe em qualquer recipiente e, se deixada seguir seu próprio curso, ela sempre procura o nível mais baixo – algo a ser lembrado quando se segue o curso da própria vida.

Os rios correm para o oceano, cujas águas evaporadas transformam-se em nuvens que caem em forma de chuva sobre a terra e voltam a encher os rios. A Água nutre a vida vegetal, a Madeira, e é nutrida pelas rochas de suas fontes, o Metal. As margens dos rios e dos oceanos são firmadas pela Terra. E a Água controla o Fogo, como se sabe pelas experiências de fazer churrasco e das brigadas de incêndio.

A virtude da Água é a Bondade e sua emoção é o Medo.

O sentido relacionado ao Elemento Água é o da Audição e as orelhas os seus órgãos. Se a música é o alimento do Amor... quão importante é ser ouvido pela pessoa amada.

A direção da Água é o Norte e sua estação é o Inverno, tempo de Morte e Concepção. Seu animal protetor é a Tartaruga.

Os meridianos dos Rins e da Bexiga são os relacionados ao Elemento Água.

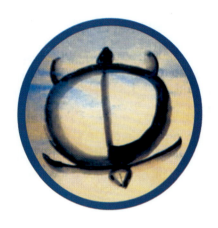

Meridianos do Elemento Água

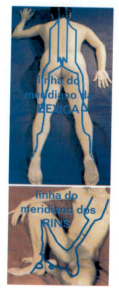

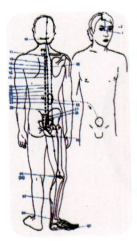

MERIDIANO YANG DA BEXIGA

Começa no canto interno do olho, sobe pelo topo da cabeça, descendo por ambos os lados da nuca e da espinha dorsal, pela parte de trás das pernas e pela lateral externa do pé até o dedo mínimo.

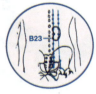

O B23 é o ponto de ligação com o Meridiano dos Rins e representa a vitalidade sexual em ambos os sexos. Aumenta a força masculina.

Alongue o Meridiano da Bexiga por meio de uma flexão para a frente ou peça a seu parceiro para erguer o seu corpo. Deixe seu corpo simplesmente pender e sinta o canal se abrir.

O B32 é o ponto de ligação com os nervos do sacro, que transmitem os sinais de excitação para a região erótica. Mantenha a palma da mão sobre ele por um longo período de tempo.

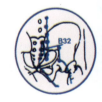

O B36, PALÁCIO DA SUSTENTAÇÃO, é um ótimo ponto para se fazer uma massagem em espiral e estimular a excitação em ambos os sexos.

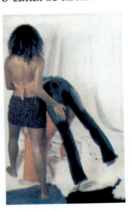

O ponto B37 estimulado aquece toda a perna e envia sinais de excitação em ambos os sentidos.

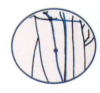

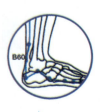

O ponto B60, MONTANHA KUNLUN, quando pressionado, dá uma boa idéia da força da libido do seu parceiro: quanto mais rijo, mais forte! É também útil pressionar esse ponto durante os trabalhos de parto.

O Meridiano da Bexiga percorre toda a extensão das costas e tem relação com o passado.

No seu percurso, ele atravessa os gânglios, feixes de nervos ao longo da espinha dorsal relacionados com o sistema nervoso central, que tanto busca a excitação como o relaxamento.

Há uma forte relação energética entre os olhos e a energia sexual. Desde os antigos livros de cabeceira chineses e japoneses até a pornografia na Internet dos dias de hoje, os amantes recorrem a imagens eróticas para se excitarem sexualmente. As mensagens visuais descem através dos nervos até o sacro, o osso em forma de triângulo pelo qual passa o Meridiano da Bexiga, e dali passam para a região genital.

Ao massagear toda a extensão do Meridiano da Bexiga, você estará enviando uma mensagem erótica por todo o ser do seu parceiro.

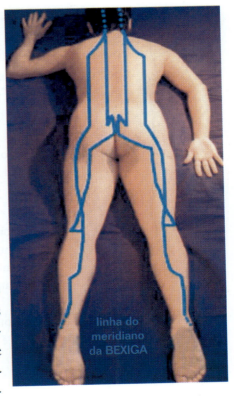

linha do meridiano da BEXIGA

MERIDIANO YIN DOS RINS

Começa na planta do pé, contorna o calcanhar e sobe por trás da parte interna da perna, passando pelos órgãos sexuais e terminando na clavícula.

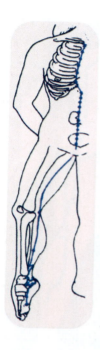

O ponto R11 é o da Potência Sexual Masculina.

O ponto R3, GRANDE RIO, pode ser usado tanto para estimular quanto para equilibrar o desejo em ambos os sexos.

O ponto R1, MOLA SALTITANTE, é o que mantém os pés no chão.

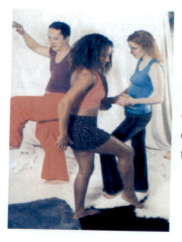

A água corrente não estagna. Exercite o Meridiano dos Rins com movimentos de elevação das pernas, alongando-as e soltando-as.

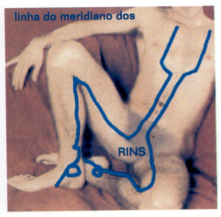

linha do meridiano dos RINS

Os rins são os guardiões ancestrais do Qi, o reservatório da energia genética, que conserva a essência reprodutora. A centelha que é passada de uma geração a outra é o Qi fluindo entre os rins, apreendido pelo Meridiano Protetor do Coração (ou do Pericárdio) e passado para o Meridiano Triplo Aquecedor para circular, incessantemente regenerando o ciclo vital desta vida.

Os rins governam os ossos, estruturas cristalinas sensíveis à transmissão de ondas etéreas: os primeiros aparelhos de rádio eram de cristal. Nas tradições xamânicas de muitos povos primitivos, a mudança dos ossos era um passo para a transformação.

Estabelecer contato com os rins é entrar em contato com a essência do ser do outro. Toque esse meridiano e ouça as vozes dos ancestrais e seus descendentes.

MADEIRA

A primavera está no ar! O Elemento Madeira corresponde à energia do nascimento, renascimento e renovação, o movimento incessante da Vida, da irrupção de botões nos ramos das árvores.

A energia da Madeira é dinâmica, às vezes competitiva a ponto de se tornar agressiva e poderosa. Pequenas plantas crescem em paredes de prédios e árvores rompem as calçadas de ruas das cidades.

O desejo sexual está no ar, na primavera da vida e na primavera de uma relação.

A Madeira, a árvore, a vida vegetal, é o elemento do movimento em todas as direções: as raízes penetram na terra, o tronco sobe ereto em direção ao céu e os galhos se estendem para fora.

As árvores disputam a luz do sol acima e dão sombra à terra abaixo. Vivas, elas são nutridas pela Água e suas raízes firmam a Terra. Elas são cortadas pelo Metal e provêem combustível para o Fogo.

A Madeira absorve a energia da concepção da Água e a transforma em desejo de viver: desejo de sobrevivência e desejo sexual, para a continuação da espécie e a necessidade de crescer, progredir.

O Desejo é a virtude da energia da Madeira no seu aspecto positivo, enquanto sua emoção negativa é a Raiva.

O sentido relacionado ao Elemento Madeira é o da Visão, que provavelmente é o nosso sentido mais poderoso: noventa por cento de nossa percepção sensorial ocorre através dos olhos. Pense no significado profundo desta frase: "Nós nos vemos um ao outro".

A direção da Madeira é o Leste, onde as coisas começam, e seu animal protetor é o Dragão.

Os meridianos do Elemento Madeira são o do Fígado e da Vesícula Biliar.

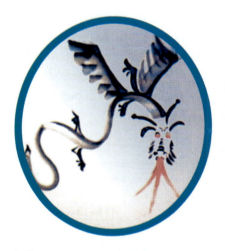

Meridianos do Elemento Madeira

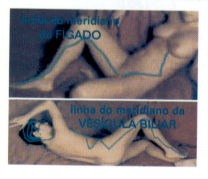

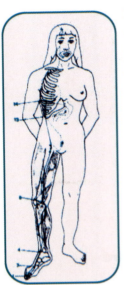

MERIDIANO DO FÍGADO: MERIDIANO YIN

Começa no lado externo do dedão, segue pela parte interna da perna, atravessa a zona erógena da parte interna da coxa, dos órgãos sexuais, e sobe até o ponto diretamente abaixo do seio.

O ponto F14, PORTA CIRCULAR, fica logo abaixo da protuberância inferior do seio, à espera de ser tocado.

O F12 faz aumentar a circulação da energia e a sensibilidade na região genital.

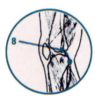

O F9 é um ponto sutil de excitação, situado nos músculos da região erógena situada na parte interna da coxa, próximo dos órgãos genitais.

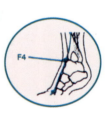

A massagem regular do ponto F8 ajuda a melhorar a função sexual.

O ponto F4, OBSTÁCULO INTERMEDIÁRIO, é recomendado para estimular a energia sexual masculina.

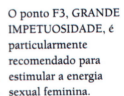

Erguer o joelho para a frente e girar a perna para o lado é um bom exercício de alongamento para o Meridiano do Fígado.

Outro ótimo exercício é simplesmente abrir e estender bem as pernas na posição deitada.

O ponto F3, GRANDE IMPETUOSIDADE, é particularmente recomendado para estimular a energia sexual feminina.

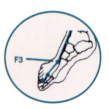

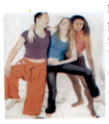

– 112 –

O Meridiano do Fígado é o Canal da Lascívia, o aspecto mais insistente e direcionado do desejo. Esse meridiano quase suplica por ser tocado em toda a sua extensão, desde chupar o dedão a acariciar ao longo da parte interna da coxa até o Portal Yin ou Bastão de Jade, e dali subindo ou descendo da caixa torácica abaixo do mamilo.

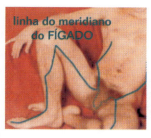

A energia do fígado é a da estação do Elemento Madeira, a Primavera, de aumento das seivas e premência dos sumos, a primavera da própria vida que não é para ser negada. O fígado é o canal competitivo da seleção natural, que luta para conquistar o prêmio do amor. A energia competitiva do fígado abarca também os esportes, com seus movimentos, foco e desejo de vencer.

Para dominar o poder do fígado do seu parceiro, percorra o seu meridiano do Fígado, esfregando o seu ponto VC1 ao longo de toda a sua extensão, pressionando-a com seu músculo pubococcígeo.

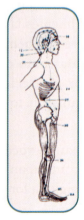

MERIDIANO YANG DA VESÍCULA BILIAR

Começa no canto interno dos olhos e desce pelos lados do corpo até o quarto dedo do pé.

O VB21, CAVIDADE DOS OMBROS, é um dos pontos mais eficazes para o relaxamento e o início do contato íntimo. Também para soltar a rigidez no pescoço e para ajudar nas dificuldades do parto. Sendo um poderoso ponto de eliminação, não convém manipulá-lo nos primeiros estágios da gravidez.

O alongamento dos lados do corpo abre esse meridiano. Ter a ajuda de um amigo para puxar seu corpo intensifica o alongamento.

O VB24 aquece as costelas e acalma os sentimentos de ansiedade e indecisão.

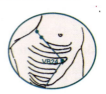

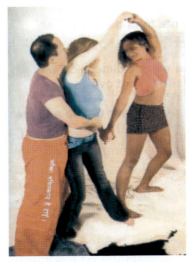

O VB30, CÍRCULO MÓVEL, é o ponto de partida de uma boa massagem em espiral em volta das nádegas.

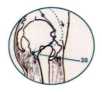

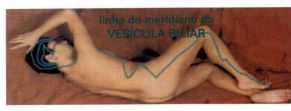

A vesícula biliar responde por nossos movimentos laterais e é também conhecida como o Tomador de Decisão: com a mente considerando um e outro lado antes de tomar uma decisão: Faço isso ou não faço?

Os lados são zonas especialmente erógenas: quando você sente as mãos deslizando pelos lados dos quadris antecipando um abraço, provavelmente é um sinal de que alguma forma de primavera está no ar.

OS MERIDIANOS VASO GOVERNADOR E VASO CONCEPÇÃO

Os Vasos Governador e Concepção não fazem parte da estrutura de meridianos-órgãos relacionados aos Cinco Elementos.

Eles servem para ligar os Elementos da dimensão terrena com os poderes do Céu e da Força Vital do universo ou Energia do Amor.

É nesses dois meridianos que se encontram a Porta da Vida e o Portal da Vida e da Morte.

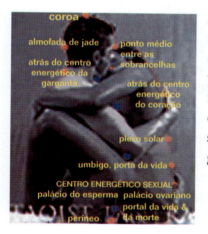

A conexão desses meridianos no ato do amor cria um canal de Energia do Amor, subindo pelas costas e descendo pela frente dos amantes numa corrente infinita que une seus chakras ou centros energéticos.

VASO GOVERNADOR

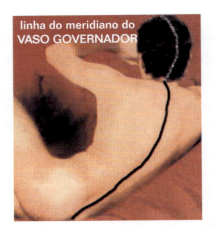

O sacro é o osso sagrado em forma de triângulo que fica na base da espinha dorsal, onde a energia kundalini espera por ser despertada, para então subir em espiral pela coluna e irrigar o cérebro.

O Vaso Governador liga os centros energéticos ou chakras da coluna vertebral, do sacro até a Porta da Vida, ponto situado entre a segunda e a terceira vértebra lombar, onde, no momento da concepção, a vida do universo penetra em nosso corpo energético. Desse ponto, ela sobe percorrendo por trás dos chakras, entre as escápulas até a nuca. Ali a espinha, dura e ereta, entra no calor úmido e macio do cérebro.

Esse é o canal dorsal do Pequeno Círculo Celestial que, no ato do amor, percorre ambos os parceiros, subindo pelas costas e descendo pela frente, fundindo as energias yin e yang.

VASO GOVERNADOR

O ponto VG17, ALMOFADA DE JADE, é o ponto pelo qual o impulso da paixão passa para o cérebro, amando e rejuvenescendo enquanto atravessa o oceano do cérebro para abrir a visão interna.

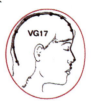

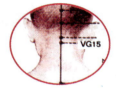

O VG15 acalma a mente, enviando ondas de relaxamento através do sistema nervoso, tornando-o receptivo à estimulação.

O ponto VG14 envia um jato de fluido espinhal para o cérebro, gerando excitação e aquecendo a nuca.

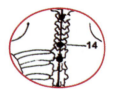

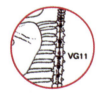

O ponto VG11, centro do Fogo do Amor, está situado atrás do coração, entre as escápulas.

O VG4, MING MEN – PORTA DA VIDA, é o ponto pelo qual a Vida entra no momento da concepção. É um poderoso ponto de excitação que também estimula a potência masculina. Pode ser manipulado para aliviar a dor lombar causada pela relação sexual.

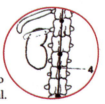

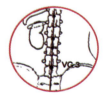

O VG3 é um poderoso ponto de excitação em ambos os sexos, situado logo acima do sacro, atrás do Centro de Energia Sexual. Nas mulheres, ele ajuda a regular a menstruação e, nos homens, a superar a impotência e a controlar a ejaculação provocada por sonhos eróticos.

O VG2 é o ponto que desperta o VALE DOS PRAZERES.

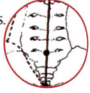

O VG1, POTÊNCIA DURADOURA, são ondas elétricas de prazer que atravessam o osso do sacro, o ponto de conexão sagrada com os nervos do amor.

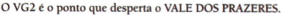

VASO GOVERNADOR: MERIDIANO YANG

Começa bem acima do ânus e sobe pela coluna através do sistema nervoso central, ligando a base do corpo ao cérebro.

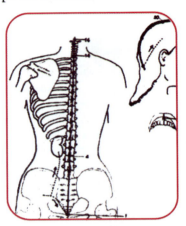

Alongar esse meridiano é o mesmo que alongar a coluna. Flexione-se simplesmente para a frente o máximo que puder e peça ao seu parceiro ou amigo para sustentar o seu peso.

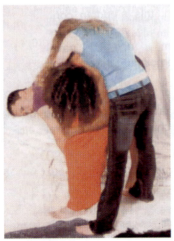

VASO CONCEPÇÃO

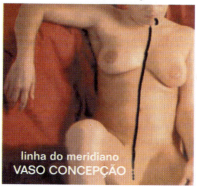

linha do meridiano
VASO CONCEPÇÃO

Começando bem na base da coluna, o ponto chamado Portal da Vida e da Morte, pelo qual a energia flui no momento do nascimento, da menstruação nas mulheres e da ejaculação nos homens, esse meridiano liga os órgãos da concepção, o Bastão de Jade nos homens e o Portal Yin nas mulheres, o Palácio Ovariano nas mulheres e o Palácio do Esperma nos homens, o chakra do umbigo, o plexo solar, os chakras do coração e da garganta, combinando as energias do amor e do sexo, yang e yin, fogo e água.

Esse é o canal frontal do Pequeno Ciclo Celestial, que liga os chakras ou centros energéticos aos canais que formam espirais ao seu redor.

No meridiano Vaso Concepção estão dois dos mais poderosos pontos de excitação. Esses vórtices energéticos devem ser tocados com amor, carinho e respeito. Prepare o seu parceiro com uma massagem de Shiatsu do Amor no corpo inteiro e, em seguida, enquanto vai descendo com a palma da mão pelas Nove Flores, demore-se no VC6, se seu parceiro for homem, e no VC2, se for mulher.

VASO CONCEPÇÃO

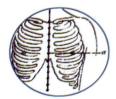

O VC17, ALTAR CENTRAL, também conhecido como Mar da Tranqüilidade, é o ponto de troca do amor verdadeiro. Ele acalma a mente, equilibra as emoções e tranqüiliza o espírito do Coração.

O VC14, GRANDE PALÁCIO, é o ponto de acesso ao Fogo do Coração da pessoa amada. É o Portal que leva ao próprio Coração, o Soberano.

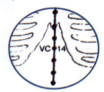

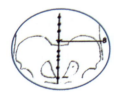

O VC8, PORTA DO PALÁCIO DO ESPÍRITO, no centro.

O ponto VC6, OCEANO DE QI, é o centro da energia sexual masculina e, também, o ponto de contato com a essência feminina, relacionada ao ciclo reprodutor da mulher. O uso clínico desse ponto ajuda a aliviar os problemas menstruais.

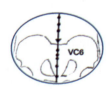

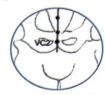

O VC2 é o ponto mais potente de excitação na mulher e, também, muito eficaz no homem.

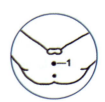

O VC1, Portal da Vida e da Morte, recebeu esse nome por se considerar que a retenção da energia sexual prolonga a vida.
A manipulação sutil do VC1 ajuda na excitação de ambos os sexos e é especialmente útil para prolongar o orgasmo masculino.
Como tratamento clínico, ajuda a prevenir e aliviar os problemas da próstata.

VASO CONCEPÇÃO: MERIDIANO YIN

O percurso desse canal conta a sua história. Da Porta da Vida e da Morte, no chakra da base, ele sobe passando pelos genitais, pelo abdômen e pelo coração até a base da língua.

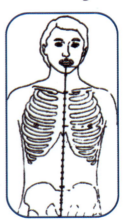

Flexione-se para trás para alongar o Vaso Concepção, mas cuidado para não forçar demais a coluna. Peça a alguém para apoiar o seu corpo!

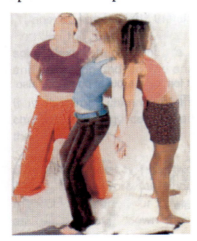

CAPÍTULO CINCO

AUTO-SHIATSU: CUIDADOS E MANUTENÇÃO

Neste capítulo você vai descobrir:

- os meios de manter viva a energia sexual – mesmo quando não estiver fazendo sexo;
- quais músculos mover e massagear para aumentar a potência, a quantidade de fluidos, e prolongar a sua duração;
- o prazer e a potência da famosa técnica de massagem chinesa com um Ovo de Jade.

AUTO-SHIATSU: CUIDADOS e MANUTENÇÃO

Pontos de Prazer e Meridianos do Amor

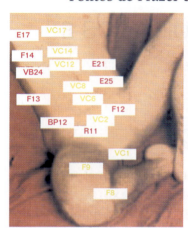
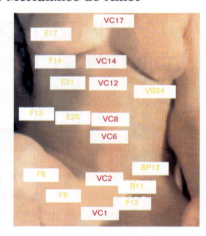
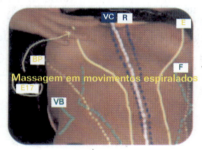

Massagem em movimentos espiralados

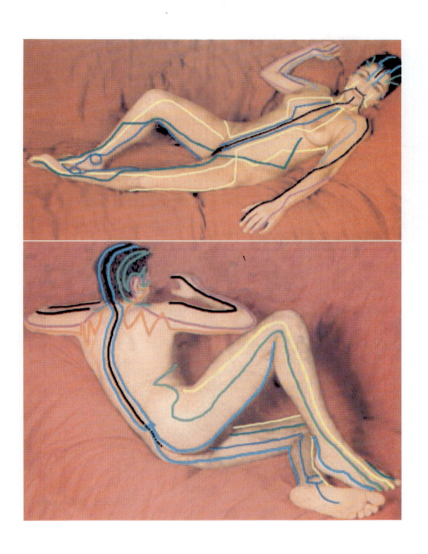

SEGREDOS FEMININOS:
EXERCÍCIOS PARA AS MULHERES

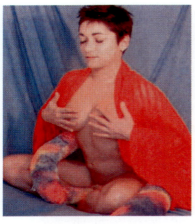

MASSAGEM DOS SEIOS

BENEFÍCIOS

- Estimulação e prazer
- Manutenção da saúde dos seios
- Alívio de problemas menstruais (o mesmo meridiano atravessa os mamilos e as tubas ovarianas)

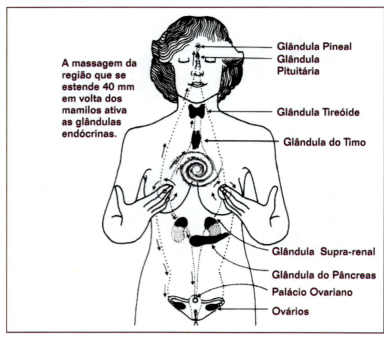

A massagem da região que se estende 40 mm em volta dos mamilos ativa as glândulas endócrinas.

- Glândula Pineal
- Glândula Pituitária
- Glândula Tireóide
- Glândula do Timo
- Glândula Supra-renal
- Glândula do Pâncreas
- Palácio Ovariano
- Ovários

MASSAGEM DOS OVÁRIOS E DO ÚTERO

BENEFÍCIOS

- Intensifica a estimulação e o prazer
- Manutenção da saúde e desbloqueio dos órgãos reprodutores
- Alívio de problemas menstruais (o mesmo meridiano atravessa os mamilos e as tubas ovarianas)

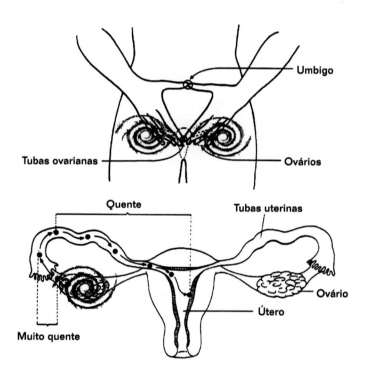

A FAMOSA TÉCNICA CHINESA DE MASSAGEM COM UM OVO DE JADE PERFURADO

Como ela era praticada na Corte Imperial da China antiga para promover a saúde e estimular o prazer.

Os Ovos de Jade vêm perfurados para que possam ser perpassados por um fio de maneira a facilitar a sua manipulação no interior da vagina, bem como a sua remoção.

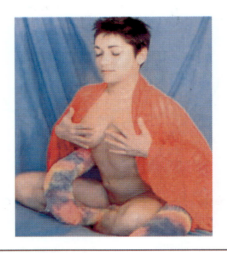

MASSAGEM COM O OVO DE JADE

BENEFÍCIOS

- Intensificação do prazer
- Aumento da firmeza e elasticidade da vagina
- Saúde interna: essa massagem com o ovo de jade aplicada regularmente restaura e revitaliza os órgãos reprodutores, harmonizando o ciclo menstrual e aliviando sintomas de desequilíbrios, como a endometriose.

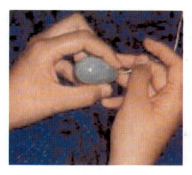

Prepare-se e prepare o Ovo de Jade para a massagem.

Antes de usar o ovo, coloque-o numa vasilha com água e deixe-o ferver, por aproximadamente vinte minutos. Esse procedimento é para dissolver a camada de cera que foi aplicada para protegê-lo durante o processo de embalagem e transporte. E, também, para manter a higiene, em caso de ter sido usado por outra pessoa.

O Ovo de Jade deve ser lavado com água quente antes e depois de cada aplicação. Mergulhá-lo numa solução de óleo de essência de melaleuca ("tea tree" ou árvore do chá), ou de óleo de semente de toranja na água, é também uma boa opção após cada aplicação.

Introduza o fio no furo do ovo, pelo seu lado mais largo, e faça-o atravessá-lo.

Faça um nó na ponta do fio, no lado mais largo do ovo, para impedi-lo de escapar.

Esfregue vigorosamente as mãos uma na outra e, em seguida, use-as para massagear ao redor dos seios, abdômen, monte de Vênus, virilhas, parte interna das coxas, períneo e órgãos genitais.

Sinta o calor da energia do amor soltando e desfazendo todas as tensões, dores, bloqueios e iniciando a lubrificação interna.

Se preferir, aplique um gel não tóxico antes de introduzir o ovo.

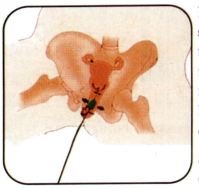

Introduza suavemente o ovo, pelo seu lado maior, por entre os lábios internos da vagina e mova-o lentamente em círculos até senti-lo acomodado numa posição confortável. Lembre de respirar lenta e profundamente.

Sinta os lábios internos sorvendo ou sugando o ovo para dentro durante a inspiração e sinta a vagina "bocejar" ou se abrir durante a expiração. (Ter essa sensação pode demorar um pouco, portanto, simplesmente sorria enquanto espera.)

Sucção/movimento circular: Continue aplicando a técnica de sucção e movimentos circulares, acrescentando um suave balanço da pélvis – o cóccix gira na direção do teto com a inspiração e pressiona o chão com a expiração.

Sucções mais intensas: Aplique uma sucção mais intensa ao inspirar e solte-a para baixo e para fora ao expirar. O ovo vai se mover para dentro e para fora. Faça isso com ou sem movimento da pélvis.

Aplique uma pressão suave sobre o ovo com a mão para estimulá-lo a mover-se na direção dos órgãos genitais.

Confie na sua sabedoria interior. Se essa prática não agradar você, experimente criar sua própria versão.

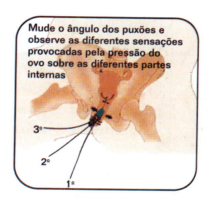

Usando o Ovo de Jade: prática básica.

Enquanto se familiariza com a prática de introduzir o ovo, você pode aumentar a sua sucção para dentro. A prática pode ser realizada na posição deitada (na qual a força da gravidade não exerce nenhum efeito), sentada ou em pé.

Imagine-se respirando pelos ovários. Concentre a mente no seu botão e no centro de energia sexual. Visualize o ar descendo pelo útero até o clitóris e retenha-o ali.

Lenta e suavemente puxe o fio preso ao ovo e contraia os músculos da vagina para prender o ovo dentro dela.

Com a prática regular, você consegue fazer contrações mais intensas. Mude o ângulo dos puxões e observe as diferentes sensações provocadas pela pressão do ovo sobre as diferentes partes internas.

Contraia separada e lentamente os grupos musculares que fecham a vagina (como para parar o fluxo de urina). Contraia-os e solte-os várias vezes, percebendo a sensação interna que esses movimentos provocam.

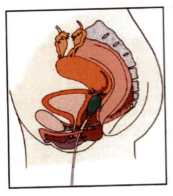

Prática mais avançada.

Exercícios de fortalecimento: Inspirando, contraia os genitais, apertando o ovo e erguendo a pélvis o máximo que puder do chão. Expirando, relaxe e solte as vértebras, afundando-as no chão.

Entre um exercício e outro: Aqueça as mãos, esfregando-as uma na outra, massageie o ventre e os ovários e leve as mãos até o centro do coração e massageie em volta dos seios em ambas as direções.

Limpador de pára-brisa: Abra um pouco as pernas, flexione ambos os pés simultaneamente e mantenha-os flexionados durante toda a prática. Gire-os para fora, afastando um do outro, e aperte as nádegas; em seguida, gire-os para dentro, fazendo com que ambos os dedões se toquem. Sinta como a parte da frente e de trás dos órgãos genitais são exercitadas.

Importante: Descanse após cada exercício e, se você sentir algum desconforto em alguma área, massageie-a com mãos carinhosas.

Prática na posição sentada: Comprima o Ovo de Jade com os órgãos genitais e solte-o. Inspirando, prenda o ovo; expirando, solte-o. Aperte o Ovo de Jade com os órgãos genitais e leve-o em movimentos para cima e para baixo. Continue respirando lentamente e sorrindo.

Contraia e aperte o ovo ao inspirar; solte-o ao expirar. O ovo move-se para cima e para baixo, mas não o deixe sair completamente, só até a abertura da vagina.

Remova o Ovo de Jade, espremendo-o para fora com uma contração dos músculos da vagina. No início, a posição sentada de cócoras pode facilitar essa prática; ou ainda erguer uma perna e colocá-la sobre um banquinho.

Fique deitada relaxando por um período de 10 a 15 minutos, antes de remover delicadamente o Ovo de Jade.

Sorrir ajuda a não desperdiçar a energia sexual e a conservá-la no corpo, permitindo com isso que você aumente seus reservatórios.

Continue sorrindo! Se você não dispõe de muito tempo para realizar essa prática, simplesmente ande com o Ovo de Jade pela casa, ou saia com ele se achar confortável.

Se a sua própria lubrificação não for suficiente, massageie os mamilos e/ou use um lubrificante de sua preferência para facilitar a introdução do Ovo de Jade.

Se você tiver dificuldade no início para prender o Ovo de Jade, procure dormir com ele. Os órgãos genitais vão continuar trabalhando com o ovo enquanto você dorme. Além de sonhos vívidos, muitas mulheres relataram uma maior firmeza e tônus de seus músculos como resultados dessa prática.

Se você tiver qualquer sensação de desconforto ou se sentir alguma dor, simplesmente pare e descanse.

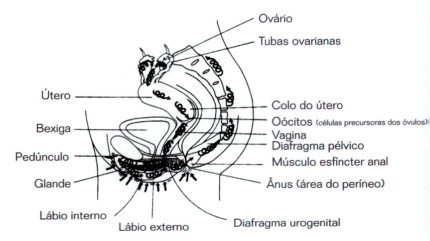

Uma prática diária de cinco minutos resulta em efeitos mais positivos do que a prática de uma hora, uma vez por semana.

A chave está na regularidade. Pense nela como sendo um maravilhoso programa de rejuvenescimento.

É recomendável que a prática seja interrompida durante o período de menstruação. Use o seu próprio bom senso.

Essa prática não é recomendável para quem usa o dispositivo intra-uterino (DIU).

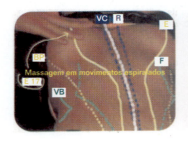
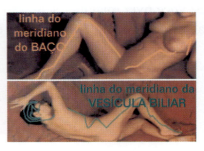

SEGREDOS MASCULINOS: EXERCÍCIOS PARA OS HOMENS

Geralmente os homens tendem a tocar seus órgãos genitais nas seguintes ocasiões: quando urinam ou fazem sexo, sozinhos ou com outra pessoa.

O auto-shiatsu nos órgãos genitais ajuda a aumentar a circulação de sangue para o pênis, a prevenir a congestão dos testículos e dutos seminais e impedir a calcificação de sais, que pode causar futuramente o surgimento de problemas da próstata.

Brincar com as partes íntimas é, portanto, tão saudável quanto prazeroso.

Entre seus efeitos colaterais positivos, estão o fortalecimento e o alongamento dos dutos e dos órgãos.

MASSAGEM PARA AQUECER O BASTÃO DE JADE

BENEFÍCIOS

- Aumento da circulação sangüínea
- Envolva o pênis com as palmas das mãos e, primeiro suavemente e, depois com mais vigor, esfregue-o como se estivesse friccionando um bastão de madeira para fazer fogo

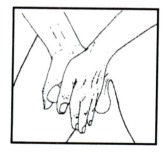

MASSAGEM DAS PÉROLAS DO DRAGÃO

BENEFÍCIOS

- Segurando as Pérolas do Dragão, esfregue-as entre as palmas das mãos e dedos, puxando-as para os lados e estendendo-as
- Alongamento dos dutos seminais
- Prevenção de congestão

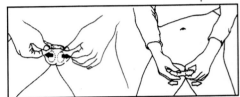

ALONGAMENTO DO BASTÃO DE JADE E ACARICIAMENTO DAS PÉROLAS DO DRAGÃO

BENEFÍCIOS

- Maior circulação de energia Qi para os órgãos sexuais, aumentando a sua força e resistência
- Estimulação dos meridianos de maneira a impedir a formação de bloqueios energéticos
- Desintoxicação

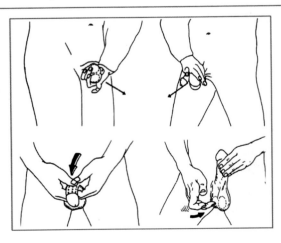

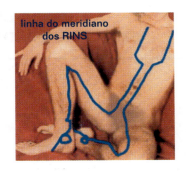

linha do meridiano dos RINS

Corte transversal

- Osso púbico
- Bexiga
- Próstata
- Ânus
- Hui-Yin (períneo)
- Uretra

Visão frontal

- Bexiga
- Diafragma pélvico
- Uretra

Visão lateral

- Osso púbico
- Uretra
- Hui-Yin (períneo)
- Cóccix
- Ânus

Visão inferior

- Uretra
- Diafragma urogenital
- Hui-Yin (períneo)

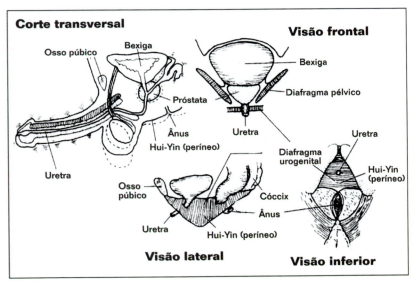

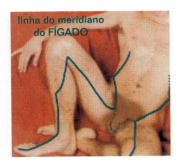

linha do meridiano do FÍGADO

HORA DE BRINCAR:
EXERCÍCIOS PARA AMBOS OS SEXOS

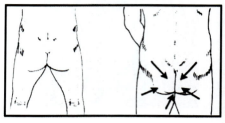
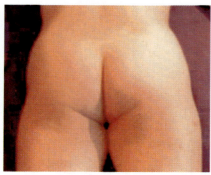

EXERCÍCIOS NO SOLO
Amassamento das nádegas:
- Aumento do tônus muscular;
- Aumento da força dos movimentos da pélvis.

Concentração na respiração
- Ar = Energia: quanto mais você consegue inspirar com menos esforço, maior a sua capacidade cardiovascular.

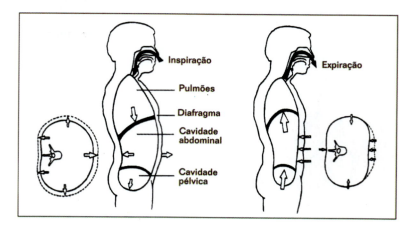

EXERCÍCIOS PARA AMBOS OS SEXOS

Para os homens, a massagem do períneo, especialmente após a ejaculação, mantém a próstata flexível e tonificada, impedindo a calcificação de sais acumulados, a qual pode causar futuramente o surgimento de problemas da próstata.

Você mesmo pode dar-se esse prazer, mas ele será mais intenso se proporcionado por outra pessoa.

Para as mulheres, a massagem dos ovários, útero e períneo mantém a força e a saúde do fluxo de energia através dos órgãos e meridianos.

Tanto quando é proporcionada por si mesma quanto quando dada pelo parceiro, essa massagem é extremamente prazerosa.

A massagem dos seios proporcionada por uma pessoa amiga vai diretamente ao ponto.

É muito importante que você oriente a pessoa, informando-a sobre o que está sentindo.

CAPÍTULO SEIS

COMPATIBILIDADE: OS CASAMENTOS ESCRITOS NAS ESTRELAS

Neste capítulo você irá aprender:

- como a hora do seu nascimento pode afetar as suas relações;
- como vencer a incompatibilidade astrológica;
- como reconhecer a compatibilidade sexual pela leitura facial da pessoa;
- quando o parceiro ou amante está pronto para fazer amor.

COMPATIBILIDADE: OS CASAMENTOS ESCRITOS NAS ESTRELAS

ANOS DE NASCIMENTO

Como, de acordo com o Calendário Chinês, o ano começa em fevereiro, se você nasceu no mês de janeiro, o ano anterior é o que conta como o de seu nascimento. (O Ano Novo chinês está baseado no Calendário Lunar e, portanto, varia de ano para ano, mas o dia 4 de fevereiro é uma boa data para tomar-se como ponto de referência.)

sobrevivente
RATO 1936 1948 1960 1972 1984 1996 2008

violento
BOI 1937 1949 1961 1973 1985 1997 2009

realizador
TIGRE 1938 1950 1962 1974 1986 1998 2010

apaziguador
COELHO 1939 1951 1963 1975 1987 1999 2011

vidente
DRAGÃO 1940 1952 1964 1976 1988 2000 2012

planejador
SERPENTE 1941 1953 1965 1977 1989 2001 2013

executante
CAVALO   1942 1954 1966 1978 1990 2002 2014

amável
CARNEIRO 1943 1955 1967 1979 1991 2003 2015

brincalhão
MACACO   1944 1956 1968 1980 1992 2004 2016

perfeccionista
GALO   1945 1957 1969 1981 1993 2005 2017

protetor
CÃO   1946 1958 1970 1982 1994 2006 2018

doador
PORCO   1947 1959 1971 1983 1995 2007 2019

Dois anos seguidos são codificados com a mesma cor de acordo o Elemento que os rege: Vermelho: Fogo; Amarelo: Terra; Preto (para cinza ou branco): Metal; Azul: Água; Verde: Madeira.

Yang e Yin coexistem em cada Elemento: o primeiro dos dois é o ano Yang; o segundo é o ano Yin.

Compatibilidade astrológica

Como você se relaciona com o seu parceiro? Vocês vivem em harmonia? Brigam muito ou se tratam com carinho? São meros parceiros de cama ou aliados comprometidos um com o outro?

Aqui está o segredo: a compatibilidade entre vocês é influenciada pelo nascimento de cada um: os seus lugares no Zodíaco Taoísta, ou a natureza de cada um, que é influenciada pelo modo como levam a vida. E também pelo modo como interagem sexualmente.

Cada pessoa nasce em um ano regido por um dos doze animais do Zodíaco Taoísta, dos quais alguns são amigos, outros rivais e outros ainda simplesmente convivem uns com os outros sem serem especialmente amistosos ou competitivos.

Que animais brincam em seu quintal? Como eles interagem uns com os outros? E como vocês podem harmonizar suas diferenças astrológicas?

Cada pessoa contém em si todos os cinco elementos, mas no curso de sua vida, um deles acaba se tornando mais predominante e determinando como cada pessoa reage às situações que surgem. Alguns desses elementos se apóiam ou sustentam, enquanto outros se controlam ou se regulam mutuamente. Veremos como o entendimento das relações entre os elementos internos presentes em cada um pode ajudar a harmonizar os desequilíbrios nas relações com os outros.

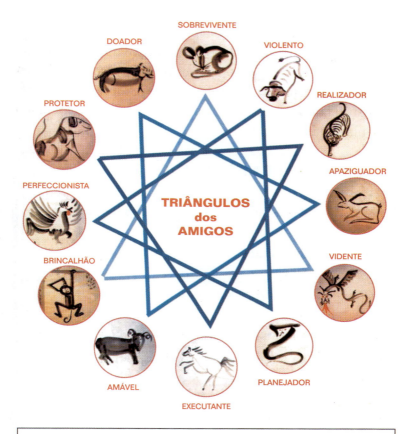

O ano de nascimento indica o animal que rege a vida de cada pessoa de acordo com a Roda da Medicina Taoísta. Alguns animais se dão bem juntos, outros competem entre si. O Triângulo dos Amigos indica quais são seus dois melhores amigos; e o Círculo dos Rivais identifica quais são seus adversários.

A hora do nascimento também conta. Por exemplo, se uma pessoa nasceu num ano regido pelo Tigre, o seu rival é o Macaco. Mas se um dos dois nasceu no mesmo mês ou hora no ano do Macaco, a rivalidade é amenizada.

Uma das pessoas pode ter um apetite sexual mais intenso. É provável que uma delas chegue mais rapidamente à excitação. Também pode haver diferença de preferência das horas do dia ou da noite para o contato íntimo. Você vai ver como é possível amenizar as diferenças para tornar a prática amorosa mais intensa e prazerosa.

OS MESES DE NASCIMENTO e os Elementos	
RATO	da metade de novembro até a metade de dezembro
BOI	da metade de dezembro até a metade de janeiro
TIGRE	da metade de janeiro até a metade de fevereiro
COELHO	da metade de fevereiro até a metade de março
DRAGÃO	da metade de março até a metade de abril
SERPENTE	da metade de abril até a metade de maio
CAVALO	da metade de maio até a metade de junho
CARNEIRO	da metade de junho até a metade de julho
MACACO	da metade de julho até a metade de agosto
GALO	da metade de agosto até a metade de setembro
CACHORRO	da metade de setembro até a metade de outubro
PORCO	da metade de outubro até a metade de novembro

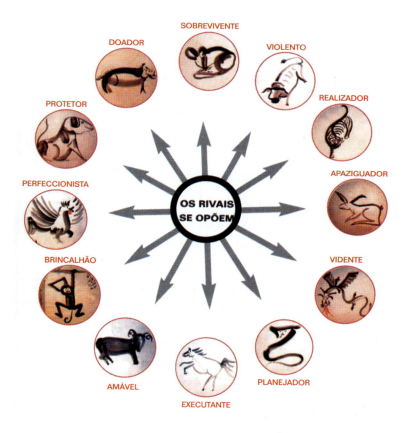

AS HORAS DE NASCIMENTO e os Elementos

Rato	das	23:00 à 01:00 hora
Boi	da	01:00 às 03:00 horas
Tigre	das	03:00 às 05:00 horas
Coelho	das	05:00 às 07:00 horas
Dragão	das	07:00 às 09:00 horas
Serpente	das	09:00 às 11:00 horas
Cavalo	das	11:00 às 13:00 horas
Carneiro	das	13:00 às 15:00 horas
Macaco	das	15:00 às 17:00 horas
Galo	das	17:00 às 19:00 horas
Cachorro	das	19:00 às 21:00 horas
Porco	das	21:00 às 23:00 horas

A contagem dos pontos

QUAIS SÃO SUAS CHANCES?

O seu casamento, parceria, sociedade ou outro relacionamento é um do tipo "escrito nas estrelas" ou só funciona razoavelmente bem? Ou ainda, existem algumas diferenças de menor importância? Talvez vocês tenham uma boa chance de trabalhar juntos ou pode ser que cada um tenha de se esforçar arduamente para isso. Vocês precisam de ajuda? Se vocês estão sempre se atracando, é sinal evidente de que a relação não está funcionando. Se um de vocês está a fim de pular fora, lembre-se disso: O Amor pode vencer qualquer dificuldade!

Mesmo que os astros sob a influência dos quais vocês nasceram não estiverem a seu favor, nem tudo está perdido. Apesar de não poderem mudar a posição dos astros na hora de seus nascimentos, vocês já sofreram mudanças ao longo da vida. Vocês cresceram e se desenvolveram desde o nascimento, cada um viveu sua vida neste mundo e se adaptou a suas circunstâncias.

Mais adiante, vocês verão como o uso dos segredos dos cinco elementos poderão ajudá-los a amenizar as diferenças e proporcionar a escolha que vocês não tiveram com respeito às circunstâncias do nascimento (embora algumas pessoas digam... não, outra hora).

Primeiro, vocês devem responder ao pequeno questionário a seguir, para verificar o que dizem os astros a respeito de sua relação. Em seguida, verão o que cada um pode fazer para melhorar as coisas.

Preencha o questionário abaixo, consultando as informações contidas nas páginas anteriores.

SEUS ANIMAIS

Ano de nascimento _____

Mês de nascimento _____

Hora de nascimento _____

OS ANIMAIS DO SEU PARCEIRO

Ano de nascimento _____

Mês de nascimento _____

Hora de nascimento _____

A contagem dos pontos

Para os nascidos dentro do Triângulo dos Amigos	5 pontos
Para os nascidos nem dentro do Triângulo dos Amigos, nem como Rivais ou Vizinhos	4 pontos
Para os Vizinhos	3 pontos
Para os que compartilham o mesmo animal	2 pontos
Para os nascidos como Rivais	1 ponto

Some seus pontos de acordo com a tabela acima

Quantos pontos você alcançou?

COM RELAÇÃO AO ANO _____

COM RELAÇÃO AO MÊS _____

COM RELAÇÃO À HORA _____

TOTAL DE PONTOS _____

**Eis a interpretação do total de pontos
alcançado por sua relação astrológica**

15 pontos	casamento "escrito nas estrelas"
13-14 pontos	funciona razoavelmente bem
11-12 pontos	pequenas diferenças de menor importância
9-10 pontos	boas chances
7-8 pontos	exige esforço
5-6 pontos	necessita de ajuda
3 pontos	o amor pode superar qualquer dificuldade

**Agora, vamos ver o que vocês podem fazer para superar as
dificuldades**

RELAÇÕES ENTRE OS ELEMENTOS

Como saber qual é o Elemento que rege a vida do seu parceiro? Quão bem você o conhece?

Considere o Elemento e pense na pessoa. Apesar de cada um de nós ter nascido sob a regência de um determinado elemento, o que acontece em nossas vidas pode afetá-lo. Por isso, em vez de basear-se no elemento nato, considere como o seu parceiro é hoje e veja se ele se enquadra no padrão do elemento.

Como é o Elemento Fogo? Como ele atua: aquece e conforta? Queima e destrói? Dança como uma chama? Ou não se pode agarrar?

E o Elemento Terra? Calmo, sereno, equilibrado – ligado à terra! Convivendo com ele, nós não percebemos a sua aceleração em torno do sol a uma velocidade de milhares de quilômetros por hora.

O Elemento Metal é brilhante, duro e cortante, capaz de separar e conter, refletir e inspirar. E pode ser derretido e modelado.

O Elemento Água pode ser calmo, turbulento, destrutivo e flexível: adapta-se a tudo, pode se transformar em gelo ou em vapor, em lágrimas ou em ondas de marés.

O Elemento Madeira tem foco e direção, disputa a luz e cresce em todas as direções.

Equilibre o seu relacionamento entendendo o modo como a natureza de vocês interagem.

O Elemento que rege a natureza de um interage com o Elemento da natureza do outro. O mistério de por que um sempre parece dar – ou receber – mais do que o outro se revela. Pode simplesmente ser intenção da natureza de cada um. Mas isso não condena o casal a viver eternamente em desarmonia.

O ano, o mês e a hora do nascimento de cada um pertence ao passado, estão inscritos nas estrelas, mas a vida é vivida no presente.

Faça do seu Elemento um guia para encontrar suas respostas às situações, para reduzir os desequilíbrios e harmonizar a relação.

Brinque com as Linhas de Controle para amenizar as diferenças.

Qual é o Elemento que rege a vida do seu parceiro?

É você que o apóia ou é ele que apóia você?

Brinque com os ciclos e linhas para restaurar a harmonia.

CICLOS DE SUSTENTAÇÃO

O Sol, Fogo, nutre e traz vida para a Terra
No fundo da Terra, o Metal é formado
Da rocha de Metal jorra a Água
A Água nutre a vida vegetal, a Madeira
E a Madeira é o combustível para o Fogo

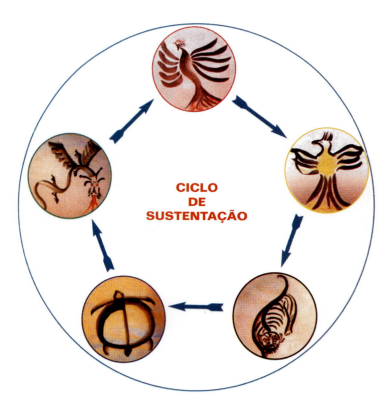

LINHAS DE CONTROLE

O Fogo derrete o Metal
O Metal corta a Madeira
A Madeira prende a Terra
A Terra direciona a Água
A Água regula o Fogo

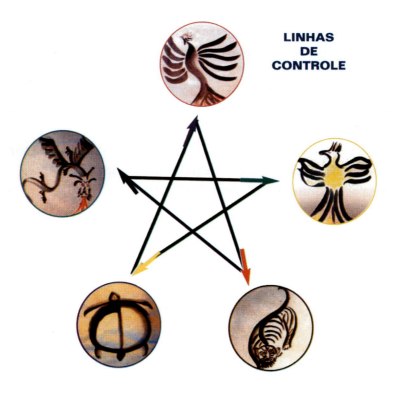

COMO VOCÊS INTERAGEM
UM COM O OUTRO?

A relação de vocês está inserida no Ciclo de Sustentação/Apoio ou Nutrição ou na Linha de Controle?

Se ela está no Ciclo de Sutentação, um de vocês é mais doador enquanto o outro é mais receptor.

Se ela situada na Linha de Controle, um de vocês controla e o outro é controlado.

Esses são modos naturais de interação e o conhecimento da natureza da relação favorece o entendimento mútuo.

Os problemas surgem quando:

- o Receptor torna-se uma Criança Exigente e quer mais do que o Doador pode dar;
- o Doador está acostumado a dar menos do que o Receptor necessita e, desse modo, torna-se uma Criança Carente;
- a parte controladora controla demais;
- a parte controlada se rebela.

AJUDANDO-SE MUTUAMENTE PARA QUE A RELAÇÃO FUNCIONE

Relacionar os desequilíbrios da relação aos pontos relativos às circunstâncias do nascimento dá uma idéia do que fazer um pelo outro para harmonizar a relação.

Se vocês não conseguem chegar a um acordo com respeito ao elemento predominante um do outro – mais em termos de como ele se manifesta hoje do que em termos da condição nata – pense simplesmente em como você ou seu parceiro reage às situações de stress:

Se com:

Impaciência, atitude vingativa ou histerismo,
o Elemento mais provável é o — **FOGO**

**Um distanciamento frio, choro ou silêncio,
o Elemento mais provável é o** — **METAL**

Raiva, grosseria ou gritos,
o Elemento mais provável é a — **MADEIRA**

Preocupação, queixa ou lamúria,
o Elemento mais provável é a — TERRA

Medo, comportamento evasivo ou suspiro,
o Elemento mais provável é a — **ÁGUA**

É óbvio que ninguém é feito de apenas um elemento.

Cada um de nós é composto de todos os cinco elementos, só que em proporções diferentes.

Pela identificação do Elemento predominante, é possível entender melhor os estados de espírito um do outro.

QUÃO SEXUALMENTE ATRAENTE
É O SEU PARCEIRO?

O que você acha excitante no rosto da pessoa amada? Ou, neste sentido, no rosto de qualquer pessoa?

O que atrai você num rosto? O que você acha excitante? E o que acha repulsivo?

Qual dos traços fisionômicos da ilustração a seguir você acha atraente?

Você consegue identificar o que atrai e o que desagrada você?

Você vê alguma semelhança entre algum dos traços do rosto e alguma outra parte do corpo?

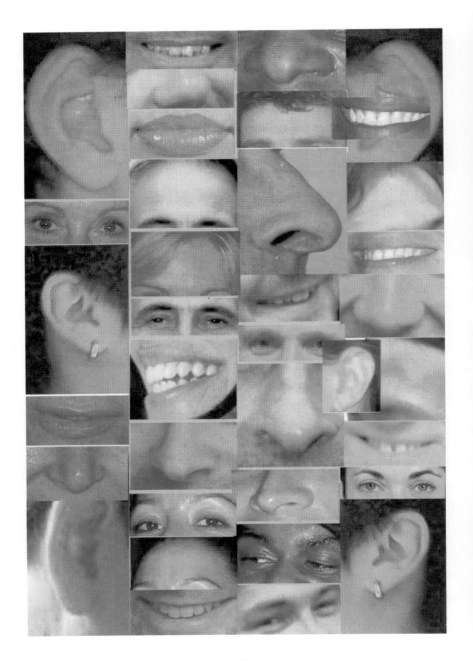

Os traços fisionômicos são as "Flores dos Órgãos" e, como tais, têm ligação com os elementos e os sentidos a eles relacionados.

Os traços fisionômicos revelam os pontos fortes e fracos do Elemento nato intrínseco à pessoa.

Esse conhecimento dá poder: poder para entender o outro e, possivelmente, também para entender a si mesmo e adaptar o estilo de vida à própria natureza.

A leitura facial é utilizada em todos os ramos da medicina chinesa para diagnosticar o elemento constitutivo do paciente.

Você pode diagnosticar o seu parceiro pela leitura facial – ou mesmo escolher parceiros em potencial!

Em combinação com a Carta Astral Taoísta, você pode dar a si mesmo a melhor oportunidade possível de fazer a escolha certa.

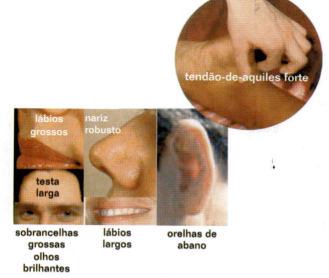

Sinais de excitação

NO HOMEM, o Bastão de Jade fica:

Forte
Grande
Duro
Quando excitado, o Bastão de Jade
está pronto para adentrar o Portal Yin

NA MULHER:

Rubor na face
Mamilos duros
Rouquidão na voz
Quando úmido, o interior do Portal Yin
está pronto para receber o Bastão de Jade

EM AMBOS:

Respiração suspensa
Narinas dilatadas
Boca aberta
Corpo trêmulo
Transpiração
Olhos fechados
Eles se entrelaçam
Estirando-se, agarrando-se, gemendo
Se abrindo, se sugando, se esfregando,
Sorrindo e se apertando.

É fácil identificar os sinais de excitação, não é mesmo?

Mas o que pode repelir você? Os sentidos atuam em ambas as direções: por exemplo, você pode se excitar com o odor do sexo, mas ser repelido por odores de outras partes do corpo.

Os sentidos e as emoções servem tanto para atrair quanto para afastar as pessoas: uma delas está dominada pelo Desejo, que leva à Paixão, mas a Paixão acaba se a outra diz (melhor, você ouve) a coisa errada na hora errada, como, por exemplo, o nome de um ex-namorado ou namorada, na hora do clímax...

Na ilustração da página 165, você poderá ver como os sentidos e os órgãos (representados na face) podem afetar-se mutuamente nos Ciclos de Sustentação/Apoio e Linhas de Controle.

Esse é um conhecimento muito importante. Agora você vai entender de que maneira o que o outro vê, ouve, assim como as experiências do paladar, do olfato e do tato podem influenciar os seus sentimentos. Agora, você já sabe *ler* os sinais.

Você tem agora o conhecimento que faz de você um amante muito mais eficiente!

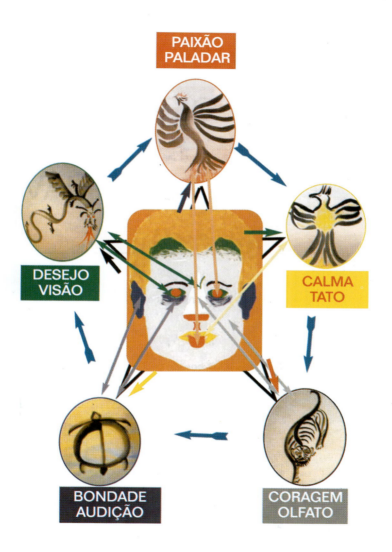

CAPÍTULO SETE

A MAGIA SEXUAL E OS VAMPIROS ENERGÉTICOS

Neste capítulo você irá aprender:

- truques mágicos que prendem no Ato de Amor;
- advertência à Saúde Psíquica;
- como reconhecer e lidar com os vampiros de energia sexual.

A MAGIA SEXUAL E OS
VAMPIROS ENERGÉTICOS

A Magia Sexual envolve muitos meios de melhorar a relação, mas é preciso tomar muito cuidado para não fazer nada com ou para a outra pessoa sem o seu consentimento. Sem a participação da outra pessoa, a magia muito provavelmente não vai funcionar. Portanto, não se preocupe se não souber de nada pois, neste caso, a ignorância é uma bênção.

Mas se você quiser provar do fruto da Árvore do Conhecimento, leia o texto a seguir para saber se alguma outra pessoa está querendo aplicar uma magia sexual em você.

Imagens, tufos de cabelo e unhas cortadas são exatamente tão eficazes em poções e feitiços tanto para o Amor quanto para o Mal. O poder deles está na crença de seus alvos.

Truques de Magia que prendem no ato de amor

Durante a fase de Excitação:
Apertar os centros energéticos um do outro;
Prender as línguas;
Um respirar o ar do outro.

No momento do clímax:
Olhar um no olho esquerdo do outro;
Gozar simultaneamente;
Fazer declaração de amor;
Concentrar-se na fusão espiritual de ambos.

A clássica posição Taoísta-Tântrica (Yab-Yum ou Maithuna) facilita a prática.

> ADVERTÊNCIA À SAÚDE PSÍQUICA
> O QUE O ESPÍRITO UNE
> PERMANECE UNIDO

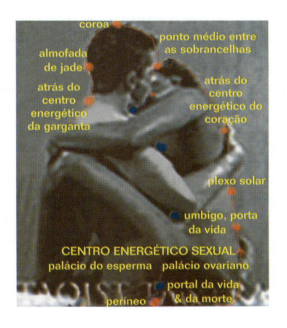

VAMPIROS

Vampiros são pessoas/seres que sugam a energia de outra. Todo mundo faz isso em maior ou menor grau, já que a vida por si mesma depende da troca. Os vampiros fazem disso um hábito – e vêem todas as ruas como sendo de mão única, ou seja, na direção deles.

O vampirismo sexual teve sua época áurea na corte imperial da antiga China. Uma prova imposta a um Mestre Taoísta que quisesse entrar na corte era mostrar sua capacidade de sugar todo o conteúdo de um copo de vinho com o pênis.

Isso provava a sua capacidade de sugar toda a força vital da parceira durante o ato sexual. Com isso, ele demonstrava seu domínio da técnica e, portanto, que era capaz de ensiná-la ao imperador, que tinha ao seu dispor a força vital de centenas de esposas e concubinas.

Pela acumulação do Qi de tantas pessoas, o imperador procurava aumentar a quantidade de seu próprio Qi e, com isso, alcançar a imortalidade. A Rainha Mãe do Ocidente, com o mesmo objetivo, tinha ao seu dispor centenas de jovens amantes.

Tanto o Imperador Amarelo como a Rainha Mãe do Ocidente morreram em idade avançada. Mas sim, ambos acabaram morrendo.

Os vampiros sexuais da atualidade podem ter seus próprios propósitos.

Quais são os sinais de vampirismo?

Existem poucos vampiros conscientes e não é difícil reconhecer os sintomas de carência, apego, dominação ou submissão.

Você pode lidar com eles da maneira que seus instintos ou experiências lhe indicar.

No entanto, tome cuidado com os vampiros conscientes: homens e mulheres a fim de sugarem sua essência sexual, sua força vital para si mesmos sem darem nada em troca.

Eles preferem fazer sexo na posição sentada, na qual é mais fácil aplicar suas técnicas.

Ele ou ela, ao se aproximar do clímax, parece retirar-se emocionalmente para seu próprio mundo. Seus batimentos cardíacos não se aceleram. O vampiro típico concentra-se nos centros energéticos e procura manter seu olhar fixo. Olhando nos olhos da pessoa, você vê não a entrega de quem ama, mas a voracidade de um espírito faminto.

O homem vampiro não ejacula, mas quando chega o momento, enrijece as costas. Todo o seu corpo torna-se rijo. Você pode ter a sensação de estar sendo sugada, enquanto ele retém a respiração para absorver sua força vital.

Na mulher, a cabeça não se ergue em êxtase. Ela contrai a face e retém o orgasmo no interior de si mesma. Você pode sentir uma sucção intensa na área genital enquanto ela espreme sua força vital e a suga para dentro de si.

Os vampiros de ambos os sexos não parecem cansados, fracos ou exauridos depois do clímax. Eles podem usar seus fluidos e aplicá-los em seus próprios centros energéticos.

Esses são os casos extremos. Existem muitas maneiras afetuosas de realizar essas práticas.

Como você se protege? Você precisa tomar duas medidas, ambas necessárias: fechar os olhos e entregar-se ao amor, por si mesmo, pelo parceiro e por todos os seres. O espírito da pessoa vai então entender, como você entende, que o Amor é Tudo e que suas técnicas e truques energéticos não são nada no mundo do Amor.

SIM,

você se tornou um

Amante

muito melhor!

e não apenas na cama.

BIBLIOGRAFIA

Allende
Aphrodite
Flamingo, Londres, Reino Unido,
1998
ISBN: 0-00-25936-6

Beinfield & Korngold
Between Heaven & Earth
Ballantine Books, Nova York,
Estados Unidos, 1991
Random House, Toronto, Canadá,
1991
ISBN: 0-345-37974-8

Beresford-Cooke
Shiatsu Theory and Practice
Churchill Livingstone, Londres,
Reino Unido, 1996
ISBN: 0-443-049416

Chia & Chia, Abrams & Abrams
MultiOrgasmic Couple
Thorsons, Londres, 2001
ISBN: 0-00-710797-8

Chia & Wei
Sexual Reflexology [*Reflexologia
Sexual*, publicado pela
Editora Cultrix, São Paulo, 2004.]
Universal Tao Publications,
Tailândia, 2002
ISBN: 974-85391-1-7-2

Douglas & Slinger
Sexual Secrets
Thompson Press, Índia, 1979
ISBN: 0-89281-266-4 DES
ISBN: 0-89281-675-9 IT Índia

Fall
*As Snowflakes Fall: Shiatsu as
Spiritual Practice*
Hazelwood Press, Devon, Reino
Unido, 1996
ISBN: 095-28897-0-6

Foreign Press Beijing
*Chinese Acupuncture &
Moxibustion*
Foreing Language Press, Pequim,
China, 1980
ISBN: 14050-29-03500

Frater
Secrets of Sex Magic
Llewellyn Publications,
Minnesota, Estados Unidos, 1995
ISBN: 0-87542-773-1

Herne
Magick Shamanism & Taoism
Llewellyn Publications,
Minnesota, Estados Unidos, 2001
ISBN: 1-56718-207-0

– 174 –

Hix
14 Classical Meridians
Rosewall Publications,
Peterborough, Reino Unido, 1998
ISBN: 0-953-3850-0-0

Jarratt
Nourishing Destiny: The Inner Tradition of Chinese Medicine
Spirit Path Press, Massachusetts, Estados Unidos, 1998
ISBN: 0-9669916-0-5

Lai
Sexual Teachings of the White Tigress
Destiny Books, Vermont, Canadá, 2001
ISBN: 0-89281-868-9

Lau, Theodora
Chinese Horoscopes Guide to

Relationships
Arrow Books, Londres, Reino Unido, 1996
ISBN: 0-09-978421-1

Matsumoto & Birch
Hara Diagnosis: Reflections on the Sea
ParadigmPublications, Massachusetts, Estados Unidos, 1988
ISBN: 0-912111-13-5

Wile Douglas
Art of the Bedchamber
State University of New York Press, Nova York, Estados Unidos, 1982
ISBN: 0-791408-86-8

ANEXO

Para maiores informações sobre os centros, cursos, livros, produtos ou outros recursos dos Universal Tao Centers entrar em contato com:

Universal Tao System em
Tao Garden Health Spa & Resort
Por favor, entre em contato com o Universal Tao Fulfillment Center da América do Norte, América do Sul, Europa, Ásia, Austrália
274 Moo 7, Luang Nua, Doi Saket, Chiang Mai, 50220 Thailand
Tel: (66) (53) 495-596, Fax: (66) (53) 495-852
E-mail: ip@universal-tao.com
Web site: www.universal-tao.com

Para o Tao Garden Health Spa&Resort
E-mail:tgarden@samarts.com e taogarden@hotmail.com
Web site: www.tao-garden.com

O Tao Garden Health Spa e o Resort é o lar, a escola e o centro de treinamento de Mantak Chia. O resort é um lugar perfeito para grupos ou reuniões, a fim de relaxar e afastar-se das pressões da vida cotidiana.
Por favor, consulte o nosso web site: www.tao-garden.com

O Universal Tao não é nem pode ser responsabilizado pelas conseqüências de qualquer exercício ou mau uso das informações contidas neste livro. Se o leitor fizer qualquer exercício sem seguir estritamente as instruções, notas e avisos, a responsabilidade será unicamente do leitor.